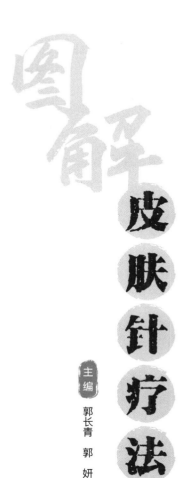

图解

皮肤针疗法

主编

郭长青　郭　妍

中国科学技术出版社

·北京·

图书在版编目（CIP）数据

图解皮肤针疗法 / 郭长青，郭妍主编. — 北京：中国科学技术出版社，
2023.6

ISBN 978-7-5236-0132-7

Ⅰ．①图… Ⅱ．①郭… ②郭… Ⅲ．①皮肤针疗法 Ⅳ．① R245.31

中国国家版本馆 CIP 数据核字 (2023) 第 051134 号

策划编辑	韩　翔　于　雷
责任编辑	于　雷
文字编辑	靳　羽
装帧设计	佳木水轩
责任印制	徐　飞

出　　版	中国科学技术出版社
发　　行	中国科学技术出版社有限公司发行部
地　　址	北京市海淀区中关村南大街 16 号
邮　　编	100081
发行电话	010-62173865
传　　真	010-62179148
网　　址	http://www.cspbooks.com.cn

开　　本	889mm×1194mm　1/32
字　　数	237 千字
印　　张	10
版　　次	2023 年 6 月第 1 版
印　　次	2023 年 6 月第 1 次印刷
印　　刷	北京盛通印刷股份有限公司
书　　号	ISBN 978-7-5236-0132-7 / R·3054
定　　价	49.80 元

编著者名单

主　编　郭长青　郭　妍

副主编　杜　玫　朱文婷

编　者（以姓氏笔画为序）

马芸瑄　马薇薇　邢龙飞

宋壮壮　胡庭尧　侯智文

内容提要

皮肤针疗法是指运用皮肤针叩刺人体一定部位或穴位，激发经络功能，调整脏腑气血，以达到防治疾病目的的一种方法。其适用范围广泛、操作简便、安全可靠、疗效明显，是临床常用疗法之一。为了使临床上皮肤针疗法的操作更加规范化，我们收集了大量的古今文献资料，经过分析、归纳，整理了皮肤针疗法对常见疾病的治疗方法并编撰成书。

本书共7章，先简要介绍了皮肤针疗法的起源和发展、治病原理、临床应用的检查方法、操作方法、适应证、禁忌证、注意事项及术中异常情况的预防和处理，然后分别介绍了皮肤针疗法在内科、皮肤科、神经精神科、骨伤科、五官科，以及妇、儿、男科常见疾病中的应用。每种疾病按【概述】【临床表现】【辨证分型】【取穴】【操作】【临床报道】【特别提示】等项目进行编写，并附有多幅插图。

本书内容丰富，实用性强，可供临床工作人员及中医爱好者阅读参考。

前　言

皮肤针疗法源于古代的"半刺""毛刺""扬刺""浮刺"等刺法,《灵枢·官针》记载:"半刺者,浅内而疾发针,无针伤内,如拔毛状,以取皮气……扬刺者,正内一,傍内四而浮之,以治寒气之博大者也……毛刺者,刺浮痹皮肤也。"

皮肤针疗法可以通过刺激皮表调整脏腑、经络之气,从而达到治疗疾病的目的,其理论依据是经络学说中的皮部理论。十四经脉各有大的分支,称为十二别络和十五络脉,还有许多小的分支,称为三百六十五络,各自再分出若干小络,称为孙络,布满各经循行范围内的皮肤,构成了十四个经络分布区域,人体内脏和外界发生联系有赖于皮部小络。应用皮肤针叩击皮部,通过孙脉-络脉-经脉作用于脏腑,以调整脏腑虚实,调和气血,通经活络,平衡营养,继而达到治病目的。

近年来,皮肤针疗法在临床各科得到了广泛推广和运用,其适应证不断扩大。为使更多人更好地掌握这种疗法,我们编写此书,以供大家学习参考。

笔者参阅了大量文献资料,并结合自身的临床经验,按照常用、实用、通用的原则归纳、整理,完成了本书的编写。为使书中内容更加通俗易懂,还配有丰富插图,以便读者对照应用。

编　者

目　录

第1章 总 论

一、皮肤针疗法的起源和发展

皮肤针疗法是运用皮肤针叩刺人体一定部位或穴位，激发经络功能，调整脏腑气血，以达到防治疾病目的的方法。它是传统特色针法之一，因其具有适应证广，疗效显著，操作简便等特点，一直在民间广泛流传，深受患者欢迎。

皮肤针有梅花针（5枚）、七星针（7枚）（图1-1和图1-2）、罗汉针（18枚）之分，是以多支短针组成，用来叩刺人体一定部位或穴位的一种针具。皮肤针疗法是在古代九针的基础上，经历代医家不断研究、改进而发展起来的一种针法。皮肤针疗法古称毛刺、扬刺、半刺、浮刺，因施术时痛感较少，尤其适用于小儿，又称小儿针。

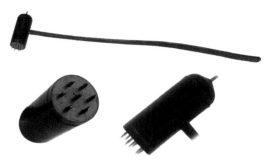

▲ 图1-1 软柄七星针

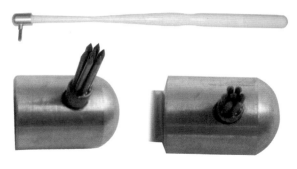

▲ 图1-2　硬柄七星针

　　皮肤针疗法历史渊源流长，可追溯到2000多年前。《黄帝内经》中记载有"毛刺""扬刺"和"半刺"等刺法的具体运用方法和适应证，后人根据这些记载发展创制了现在的皮肤针。《灵枢·官针》记载："半刺者，浅内而疾发针，无针伤内，如拔毛状，以取皮气……扬刺者，正内一，傍内四而浮之，以治寒气之博大者也……毛刺者，刺浮痹皮肤也。"上述诸法同属浅刺皮肤的针刺方法，不伤筋肉，用于治疗皮肤麻木不仁等。由此可见，皮肤针疗法的起源，远早于《内经》的成书年代。

　　《内经》在总结古代针灸治疗经验中，也为皮肤针疗法奠定了理论基础。《素问·刺要论》云："病有浮沉，刺有深浅，各至其理，无过其道。"《素问·刺齐论》又云："刺骨者无伤筋，刺筋者无伤肉，刺肉者无伤脉，刺脉者无伤皮，刺皮者无伤肉，刺肉者无伤筋，刺筋者无伤骨。"指出病位深浅、病情轻重不同，针刺深浅也要有所不同。《灵枢·官针》云："凡刺有五，以应五脏，一曰半刺，半刺者，浅内而疾发针，无针伤肉，如拔毛状，以取其皮，此肺之应也。"《灵枢·逆顺肥瘦》云："婴儿者，其肉脆，血少气弱，刺此者，以毫针，浅刺而疾发针，再可也。"这里说的半刺是浅刺皮肤而快出针的针法，同时根据婴儿发育还不完善的特点，主张用毫针浅刺，出针要快。这里半刺的刺法要求，可以说是皮肤针弹刺手法的雏形。

但令人遗憾的是，在现存的古医学文献中，已找不到有关皮肤针的治疗方法、治疗工具等方面的具体记载，古代皮肤针濒临失传。直至新中国成立后，皮肤针才重获新生，才有了皮肤针疗法的文献记载。经过众多医家的不懈努力、反复实践和总结推广，皮肤针疗法重新活跃在历史的舞台上，而且内容更加丰富具体。随着科学技术的发展，皮肤针疗法将显示越来越广阔的应用前景。"良医不废外治"，我们深信，通过医家地不断努力，并结合和借鉴现代科学技术，属外治范围的皮肤针疗法，在挖掘、整理、实践和提高的过程中，必将会得到新的发展、推广、普及和应用，能更好地为人类的卫生保健事业服务。

二、皮肤针疗法的治病原理

皮肤针疗法之所以可以通过刺激皮表调整脏腑、经络之气，从而治疗疾病，其理论依据就是经络学说中的皮部理论。十四经脉各有大的分支，称为十二别络和十五络脉等，还有许多小的分支，称为三百六十五络，各自再分出若干小络，称之为孙络，分布于各经循行范围内的皮肤上，构成了十四经络分布区域。人体的内脏和外界发生联系，有依赖于皮部小络，外界的信息由小络传递于络脉，由络脉传于经脉，再由经脉传入内脏，人体才能根据信息来调整并适应外界变化。脏腑通过此传递线路，将不需要的或多余的气散发到外界，再从外界吸收需要的气（如日月精华之气等），来保持人体的阴阳平衡，使人体正常生存。人体也通过此通路执行防御功能，如卫气不足时，这一通路又成为邪气侵犯人体的主要途径，由皮肤小络进入络脉，由络脉进入经脉，由经脉侵入脏腑，引起脏腑疾病。

《素问·皮部论》云："帝曰，夫子言皮之十二部，其生病皆何如？岐伯曰：皮者，脉之部也，邪客于皮，则腠理开，开则邪客于络，络脉满，则注于经，经脉满，则入舍于脏腑也。故皮者，有分部，不与而生大病也。"这条通路也是针灸、气功、按摩、皮肤用药等治疗疾病的途径，针灸刺激皮肤可以治疗内脏疾病就是这个道理。内脏疾病还可通过此途径在皮肤上出现各种反应，如疼痛、压痛、颜色变化、皮内结节等，这些反应已成为诊断的指标。总之，皮部是经脉功能活动反映于体表的部位，也是络脉之气散布之处。皮部即以十二经脉的外行线为依据，将皮肤划分为十二个区域。其位于体表，对机体有保卫作用，同时能反映脏腑经络的病变。反之，通过皮部的治疗亦可以调整脏腑经络的功能，扶正祛邪。

皮肤针疗法就是利用经络在皮部与脏腑之间的传注传输作用来治疗疾病，运用皮肤针叩刺体表的一定部位、穴位或阳性反应点，激活内源性调节系统，调整脏腑虚实，平衡阴阳，调和气血，达到防治疾病的作用。

三、皮肤针疗法应用的检查方法

（一）概述

是否应用皮肤针疗法，需要经过特殊的诊断。十九世纪初孙惠卿发明了不同于其他诊断学的"孙惠卿检查法"，可以进行全身性检查，但以脊椎两侧检查诊断最具特色。此法是在脊椎两侧进行检查，医生运用两手触按脊椎两侧，检查有无条索状、结节状物或障碍阻力（阳性物，是有形的）等，或是酸、痛、麻木（阳性反应，是无形的）等感觉，在正常情况下一般是没有的。根据这些阳性物或阳性反应可以初步诊断疾病，也是治疗过程中的重点刺激部位。因此，掌握脊椎两侧检查诊断法对于临床医生而言相当重要。

（二）理论依据

现代生理学和经络生物物理学研究表明，经络系统的主要功能是沟通体表和内脏之间的平衡关系。人体内脏器官的感觉神经纤维与局部皮肤肌肉区的感觉神经纤维都进入相同的脊髓节段，内脏与体表可以通过这条途径，在自主神经和体液的参与下相互联系，因此人体的神经是一个完整的系统，其把人体内外紧密地联系起来，互相沟通。如果内脏有病，可以通过内脏的传入神经纤维进入交感神经节，神经冲动一方面传向丘脑上升到大脑皮质产生感觉；另一方面，冲动进入脊髓经中间神经元与同一节段的躯体神经发生联系。因此内脏受到刺激时，信号可以借助这条通路投射到体表，使体表某些组织的营养、功能变化，这些变化的早期阶段多数以组织的兴奋性升高，使被投射部位组织的血管、神经、肌肉、肌腱、筋膜、结缔组织出现张力升高的改变，形成条索状物。随后由于较长时间营养失调，出现炎性渗出或退变（萎缩和假性肥大），并产生炎性增生，从而产生结节、泡状软块、变形等变化，也就是阳性反应物。因此，当内脏病变时，常在脊柱两侧体表的一定部位出现阳性反应物，这些阳性反应物是检查诊断疾病的重要依据，也是医生重点治疗部位。

《灵枢》中记载："积之始生，得寒乃生，厥乃成积。……脾胃之络伤，则血溢于肠外，肠外有寒，汁沫与血相搏，则并合凝聚不得散，而积成矣。"这些"积聚"都是经络不通发生阻塞而产生，"积聚"形状各异、大小不同，可称为结节、条索状物、泡状软块、变形改变，也就是阳性反应物。《内经》云"盖有诸内者必形诸外"，皮部是脏腑所属的十二经脉在皮表的分区，五脏六腑的腧穴均在背部的膀胱经上。如果内脏有病，可以在经脉所通过的部位或相应体表产生症状，医生也可以在脊柱的两侧发现阳性反应物。因此，脊柱两侧是诊治某些疾病的重要标志。

（三）检查方法

检查时一般是先叩诊，再摸诊，然后推诊、压诊和捏诊，但在临床上应根据病情及医生的经验，选用其中几种手法检查即可，不一定 5 种手法都用，也不一定全身各部都检查。现将 5 种检查手法概述如下。

（1）叩诊

术者右手食指、中指、无名指、小指四指合拢，呈屈曲状，应用适当的腕力从上往下叩击。叩击时用力不要太大，指端要与敲打部位皮肤垂直。常用的叩击部位主要是以脊柱两侧为主，从胸椎到腰骶部，其次为胸部、腹部，四肢部较少用此法。如果身体发生疾病或椎体有异常变化，叩击时往往会在颈、胸、腰、骶部听到异常的声音。异常声音可分为空音（声音清脆，易于向周围传导）和呆痹音（声音传导性很不好，局部产生低沉音）。空音可能是神经变粗、发硬，将组织顶起，或者是骨骼畸形引起；呆痹音可能是内脏有炎症。叩诊必须在安静的环境下才能准确。

(2) **推诊**

推诊就是术者用左手或右手拇指指腹在棘突两侧和身体其他部位用恰当而均匀的力量向前推动。推诊以脊柱两侧为主，推诊能发现脊柱两侧是否有结节、条索状物、泡状软块，棘突隆起、凹陷、歪斜或棘突偏向一侧的改变，此外也能表示与某些疾病有关。推诊不仅有助于诊断，还对治疗起着重要的作用。现将脊柱及其两侧异常变化情况分述如下。

(1) 脊柱棘突排列的变化：①棘突凸出，推诊时若发现某棘突比其他棘突凸出时，表明脊柱可能有病。②棘突凹陷，若发现腰椎棘突比其他棘突凹陷时，可能出现下肢酸软。③棘突偏向一侧，若发现棘突偏向一侧，则多表示风湿性关节炎。

(2) 脊柱两侧的变化：①条索状物，在脊柱两侧推诊时，若发现长条形状、大小不等的如肌腱样的异物，即所谓条索状物。②结节状物，在脊柱两侧，颈部等处推诊时，若发现大小不等，如同米粒样或更大的异物，即所谓结节状物。③海绵状物，在脊柱两侧推诊时，若发现大小不等的软性障碍物，类似海绵，即所谓海绵状物。

(3) 脊柱两侧异常变化与疾病的关系：① $C_{1\sim4}$ 两侧有异常时，提示眼、耳、鼻、舌有病变。② $C_{4\sim7}$ 两侧有异常时，提示咽喉、扁桃体、颈部淋巴、甲状腺、食管、气管有病变。③ $T_{1\sim5}$ 两侧有异常时，提示心脏、气管、支气管、肺脏、上肢部等有病变。④ $T_{5\sim8}$ 两侧有异常时，提示胃、十二指肠有病变。⑤ $T_{8\sim12}$ 两侧有异常时，提示肝脏、胰脏、肾脏、肾上腺、大肠、小肠、直肠等有病变。⑥ L_1 两侧有异常时，提示直肠有病变。⑦ L_2 两侧有异常时，提示泌尿系统有病变。⑧ L_3 两侧有异常时，提示生殖器官有病变。⑨ $L_{4\sim5}$ 两侧有异常时，提示下肢有病变。⑩骶椎两侧有异常时，提示直肠、泌尿器官、生殖器官有病变，也与阴部神经有关。⑪尾椎两侧有异常时提示下肢有病变。

(3) 摸诊

摸诊，是指术者以手触摸患者一定部位，检查其皮肤的光洁度、温度、颈动脉及其他动脉搏动情况，以及阳性反应物的形状、硬度、椎体的大小、椎间距宽窄等的异常改变。如果患者在脊柱及其两侧皮肤出现发热，表示相应的脏器组织有病变；皮肤明显粗糙时，可能表示患有消化系统或肾脏疾病；颈部动脉有异常搏动，可能表示有眼疾。

(4) 捏诊

捏诊是指术者用左手或右手的拇指、食指及中指呈钳状捏患者身体的各个部位，特别是身体柔软部位和关节周围。如捏腹部、腰部、颈部、肩部、四肢部、眶部、颞部，可以查知皮肤、肌肉、肌腱、神经是否改变，或皮下是否有小结节、泡状软块、条索状物等。若有发硬、抵抗、疼痛等异常变化，可能有疾病的存在。

(5) 压诊

压诊是指术者用左手或右手在脊柱两侧及其他部位，利用适当的压力，在推诊和捏诊发现问题时对有问题的部位施以压力，依据患者对加压后引起的感觉来判断疾病的位置和进程。在此需要强调的是，用力不能过大，以免造成人为的假阳性反应；但也不能过小，而达不到检查目的。阳性反应的标准：施以同样大小的压力，在阳性物处有酸痛反应，在邻近无阳性物处则无酸痛感而只有被压感。前者是病理阳性反应，后者是正常现象。如果施以压力时患者有发酸的感觉，就是疾病初期反应；如果施以压力产生酸、痛感觉，则说明病情比感觉酸时有进一步的发展，医生可以查出某器官有器质性病变；麻和木表示病情处于较严重的阶段。

（四）阳性反应物的鉴别

(1) 条索状物

条索状物形似拉紧的线或绳子，面积大时可以呈板状，其特点是组织变硬，局部呈条索状。条索状物长度最短为 0.5 厘米，最长可达 50 厘米，宽度可以从 0.5 毫米至 10 厘米，甚至 20 厘米，是肌纤维、肌束、肌腱、筋膜、神经、血管张力改变所致。身体任何部位都可以出现条索状物，在肌肉丰满的部位，可出现粗大的条索状物。

(2) 结节

结节呈圆形，稍硬或较硬，边缘清楚或比较模糊，大小不等，基底部可活动，如有粘连则不能活动。结节最小如粟米或砂粒，最大时直径可超过 1 厘米，为炎性渗出的产物。在病变部位可出现大小不等、硬度不同、单个或数个，或聚集在一起的多个结节，有时结节与条索状物同时存在，或结节被包裹在条索状物中。

(3) 泡状软块

泡状软块呈圆形，既不像囊肿又不像脂肪瘤，边缘不清楚，稍微突出，医生触摸时似有肿，仔细摸时又没有明显肿块感。在临床上泡状软块较条索状物、结节少见。

(4) 变形改变

变形改变指某个部位出现与原来组织形状不同的变化，是该部位因多种原因导致局部组织萎缩或假性肥大或钙化，或发生骨、关节移位，如左右偏移、向后突出或向内凹陷。变形改变多为骨和软组织同时改变，并伴有条索状物结节同时存在，在临床上较多见。

(5) 阳性反应

阳性反应的特点是无形的，临床表现为酸、痛、麻木的感觉，是检查中常见的一种反应。由于病情的不同，按压阳性物时可以出现不同程度的酸、痛、麻木等反应。正常人一般没有此类感觉。

（五）诊查法的临床意义

(1) 针对阳性反应物的治疗能提高疗效。

(2) 运用诊查法能早期发现疾病。

四、皮肤针的具体操作方法

（一）持针法

皮肤针针柄有软柄和硬柄两种规格。软柄皮肤针持针法将针柄末端置于掌心，拇指居上，食指在下，其余手指呈握拳状握住针柄末端（图 1-3）。硬柄皮肤针持针法以拇指和中指挟持针柄两侧，食指置于针柄中段的上面，无名指和小指将针柄末端固定于大小鱼际之间（图 1-4）。

（二）叩刺方法

皮肤常规消毒，针尖对准叩刺部位，使用手腕之力将针尖垂直叩打在皮肤上，并立刻弹起，反复进行。常见方法有：①压击法，拇指、中

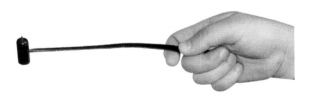

▲ 图 1-3　软柄皮肤针持针方式

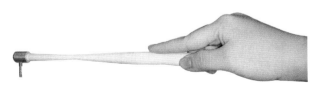

▲ 图 1-4　硬柄皮肤针持针方式

指、无名指掌住针柄，针柄末端靠在手掌后部，食指压在针柄上，压击时手腕活动，食指加压，刺激强度来源于食指的压力。适合于硬柄针。②敲击法，拇指和食指捏住针柄末端，上下颤动针头，利用针柄的弹性敲击皮肤，刺激力度应根据针头重量和针柄弹力，靠颤动的力量来掌握。适合于弹性针柄。

（三）叩刺强度

根据患者体质、病情、年龄、刺激部位的不同，刺激强度分有弱、中、强三种（表1-1）。

(1) **轻叩**

叩击时腕力较轻，冲力也小，患者稍有疼痛感，皮肤局部有潮红，适用于老、弱、幼及初诊患者，以及敏感度高的部位（如头面部），病属虚证、久病者。

(2) **中叩**

叩击时腕力稍大，冲力亦较大，患者有轻度痛感，局部皮肤有较明显潮红，但不出血。适用于一般部位及一般患者。

(3) **重叩**

叩击时腕力较重，冲力大，患者有明显痛感，局部皮肤发红，并可

表 1-1 叩刺强度表

刺激强度	用针情况	叩刺局部	患者感觉	适应证
弱	用较轻腕力叩刺，针尖接触皮肤时间短	局部皮肤略潮红	患者略感疼痛	老年人、孕妇、儿童、久病体弱、头面五官肌肉薄弱处
中	介于弱、强之间	局部皮肤潮红，但无渗血	患者感疼痛	一般情况下均可用
强	用较重腕力叩刺，针尖接触皮肤时间稍长	局部皮肤可见隐隐出血	患者感明显疼痛	年壮体强者的肩、背、腰、臀、四肢肌肉较厚处

有轻微出血。适用于压痛点、背部、臀部、年轻体壮患者，以及病属实证、新病者。

（四）叩刺部位

叩刺部位可分为循经叩刺、穴位叩刺和局部叩刺。

(1) 循经叩刺

循经叩刺是沿经脉循行路线进行叩刺的一种方法，最常用的是项背腰骶部的督脉及膀胱经，督脉为阳脉之海，能调节一身之阳气；五脏六腑之背俞穴，皆分布于膀胱经，治疗范围广泛。其次是四肢肘膝以下经络，因其分布有各经原穴、络穴、郄穴等，可治疗各相应脏腑经络的疾病。另外，上肢可按手三阴、手三阳经，下肢按足三阴、足三阳经循经叩刺。

(2) 穴位叩刺

穴位叩刺是指在穴位上进行叩刺的一种方法，主要是根据穴位的主治作用，选择适当的穴位予以叩刺治疗。较常用的是特定穴、华佗夹脊穴、阿是穴、背俞穴、腹募穴、郄穴、原穴、络穴，若出现敏感点、条索状物、结节等，应重点叩刺。

(3) 局部叩刺

即患部叩刺，如扭伤局部瘀血肿痛、顽癣、斑秃等，可在局部进行叩刺。

（五）叩刺顺序

在操作时，一般是从脊柱两侧→胸腹部→四肢→头部。通常从上到下，从左到右，从前到后，从内到外进行。

五、皮肤针的适应证、禁忌证与注意事项

（一）适应证

皮肤针疗法具有疏经通络，调理脏腑功能的作用，治疗范围很广，常见适应证有头痛、偏头痛、胸胁痛、失眠、上下肢痛及腰扭伤、口眼㖞斜、痹证、呃逆、痿证、胃脘痛、呕吐、腹痛、哮喘、咳嗽、遗尿、

遗精、阳痿、心悸、眩晕、痛经、小儿惊风、目疾、鼻塞、鼻渊、瘰疬等。

（二）禁忌证

为了避免发生不必要的医疗事故或延误患者的病情，下列情况应当禁用皮肤针。

(1) 急性传染性疾病和炎症急性期不宜单独使用。

(2) 凝血障碍性疾病，如血友病、血小板减少性紫癜、过敏性紫癜等叩刺后易引起出血的疾病禁用。

(3) 各种皮肤病、疖肿、疮疡，叩刺时应避开患部。

(4) 各种骨折，在未经整复固定之前或整复固定之后骨痂未形成时，避免在患部叩刺。

(5) 妇女怀孕期应慎用，有习惯性流产史的孕妇更应当慎用。

(6) 凡是外伤、急腹症、急性出血、诊断未明的高热，或急性传染病、癌肿等，应列为本疗法的禁忌证，但并不是绝对禁用本疗法，在某些情况下，部分疾病仍可用本疗法配合治疗。

（三）注意事项

(1) 施术前检查针具，如有钩曲、不齐、缺损等，应及时修理或更换，方可使用。

(2) 针刺前皮肤必须消毒，叩刺后皮肤如有出血，应用消毒干棉球擦拭干净，保持局部清洁，以防感染。

(3) 操作时针尖应垂直上下，用力均匀，避免斜刺或钩挑。

(4) 局部皮肤如有创伤、溃疡、瘢痕形成等，不宜使用本法治疗。急性传染性疾病和急腹症也不宜使用本法。

(5) 骨骼突出部位不宜使用滚刺筒，以免产生疼痛或出血。

六、术中异常情况的处理与预防

皮肤针疗法虽然比较安全，但若操作不慎，疏忽大意，或犯禁忌，或操作手法不当，或对人体解剖部位缺乏全面的了解，在临床上有时也会出现一些不应有的异常情况。一旦发生，应妥善处理，否则将会给患者带来不必要的痛苦。

（一）晕针

晕针是指在皮肤针操作过程中患者发生的晕厥现象。多见于初次接受治疗的患者，可由体质虚弱、精神紧张、疲劳、饥饿、体位不当、针刺部位过多或医生刺激手法过重等原因引起。表现为患者突然出现精神疲倦，头晕目眩，恶心欲吐，脸色苍白，出冷汗，手脚发凉，心慌，血压下降，脉象沉细，或神志昏迷，唇甲青紫，甚至失去知觉。应立即停止皮肤针治疗，扶持患者平卧，头部放低，松解衣带，注意保暖。轻者仰卧片刻，饮温开水或糖水即可恢复；重者应在上述处理基础上，用皮肤针重刺激腰骶部，或针刺水沟、内关、足三里等穴。若仍不省人事，呼吸微弱，可考虑配合现代急救措施。

对晕针要重视预防，若初次接受皮肤针治疗，或精神过度紧张、身体虚弱者，要做好解释工作，消除恐惧心理。同时选择舒适持久的体位，最好采用卧位。叩刺部位宜少，手法要轻。对劳累、饥渴者，应嘱其休息，进食饮水，再给予针刺。医生在施术过程中，要精神专一，注意观察患者的神色，询问患者的感觉。一旦有不适等晕针先兆，应及早采取处理措施。

（二）血肿

血肿是指皮肤针叩刺部位出现皮下出血而引起的肿痛。

原因：皮肤针针面不平齐或有钩毛，使皮肉受损；或刺伤血管所致。

症状：针刺部位肿胀疼痛，继而皮肤呈现青紫色。

处理：若皮下微量出血而局部小块青紫时，一般不必处理，可以自行消退。若局部肿胀疼痛较剧，青紫面积大而且影响到活动功能时，可先冷敷止血，再热敷或在局部轻轻揉按，以促使局部瘀血消散吸收。

预防：仔细检查针具，熟悉人体解剖部位，避开血管针刺，出针时立即用消毒干棉球压迫止血。

（三）皮肤过敏反应

有些患者皮肤针叩刺部位的皮肤出现丘疹、瘙痒等过敏现象。症状轻者无须特殊处理，上述现象可自行消退。若丘疹较多，或瘙痒较重，应停止皮肤针治疗，并在患部涂抹激素类软膏。

（四）其他反应

部分患者经过 3～5 次的针刺后，可能出现头痛、失眠、食欲不佳等现象。

原因：刺激手法过重，刺激间隔时间过短，患者体质不好，刺激部位过多等。

预防及处理：如发生上述情况，应向患者做必要的解释，注意刺激间隔不要过短，避免手法过重及刺激部位过多等。

第2章 内科疾病

一、慢性支气管炎

【概述】 慢性支气管炎是指气管、支气管黏膜及其周围组织的慢性非特异性炎症。临床以咳嗽、咳痰或伴有喘息及反复发作的慢性过程为特征，若病情进展缓慢，常并发阻塞性肺气肿，甚至肺动脉高压、肺源性心脏病。它是一种严重危害人类健康的常见病，尤以老年人多见，多由感染，物理、化学刺激或过敏引起，常见于寒冷季节或气候突变时节，可由上呼吸道感染迁延而来。本病发病地区以我国北方农村为主，有向城市扩散的倾向，发病人群广泛。属中医学"咳嗽"范畴。

【临床表现】 本病为慢性过程，持续两年以上，并且多发；每年咳嗽，咳痰或喘息的时间超过 3 个月。主要表现常为咳嗽、咳痰（痰呈白色黏液泡沫状）、喘促等症状，有时胸骨后发紧感或不适感。病变局限，愈后能完全恢复黏膜结构及其功能。若黏液分泌物在较大支气管时，可有粗糙的干性啰音，咳痰后可消失。水样分泌物积留在小支气管时，则在肺底部听到湿性啰音，有时可闻及哮鸣音。

【辨证分型】

(1) 肝火犯肺：咳嗽胸痛，痛连胁肋，痰少黏稠，咳吐不爽，面赤心烦，口苦咽干，苔薄黄少津，脉弦数。

(2) 痰湿蕴肺：咳嗽反复发作，咳声重浊，胸脘痞闷，痰黏量多，或黏稠成块，纳少便溏，舌苔白腻，脉濡或滑。

(3) 肺阴亏虚：其病缓慢，咳声短促无力，干咳少痰或无痰，口咽干燥，或潮热颧红，夜寐盗汗，神疲消瘦，舌红少苔，脉细数。

【取穴】

(1) 处方：肺俞、太渊、膻中、阿是穴。

(2) 配穴：肝火犯肺者加行间、鱼际；痰湿蕴肺者加中脘、丰隆、阴陵泉；肺阴亏虚者加膏肓（图 2-1 至图 2-5）。

【操作】　常规消毒后，实证施以中度刺激，至皮肤潮红、微见血为度；虚证施以轻度刺激，至皮肤潮红为宜。每日或隔日 1 次，10 次为 1 个疗程。

【特别提示】

(1) 本病的诊断注意排除其他心脏或肺部疾病。

(2) 平时要锻炼身体，增强体质，提高机体防御疾病的能力及对寒冷的适应能力，注意防寒、防尘、防毒、防大气污染。

二、哮喘

【概述】　哮喘是以发作性喉间哮鸣、呼吸困难，甚则喘息不能平卧为特点的过敏性疾病。哮为喉中哮鸣，喘为呼吸困难，两者在临床上常同时并发。临床上急慢性支气管炎、肺气肿、肺源性心脏病、心力衰竭等疾病均可出现哮喘，支气管哮喘更是以哮喘为主要症状。哮喘是一种反复发作性疾患，较难治愈。

【临床表现】　多数患者在发作前可出现鼻咽发痒，咳嗽，喷嚏等先兆症状，典型发作时突然出现胸闷，呼吸困难，喉间哮鸣，呼气延长，

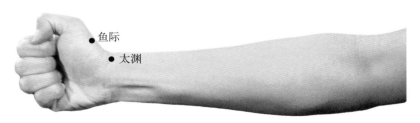

▲ 图 2-1　鱼际、太渊穴

甚则张口抬肩，鼻翼扇动，喘息不能平卧。发作可持续数分钟、数小时或更长时间，可伴有咯痰等症。

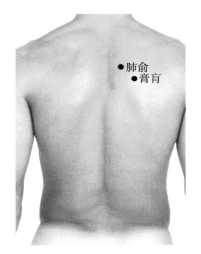

▲ 图 2-2 肺俞、膏肓穴

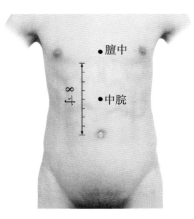

▲ 图 2-3 膻中、中脘穴

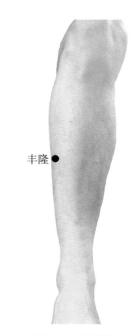

▲ 图 2-4　丰隆穴

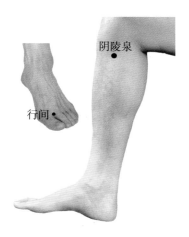

▲ 图 2-5　阴陵泉、行间穴

【辨证分型】

(1) 风寒：哮喘而咳痰，痰液清稀，兼恶寒发热，头痛，无汗，口不渴，舌苔白，脉浮紧。

(2) 痰热：哮喘声高气粗，胸闷烦热，口干，咳吐黄痰，舌苔黄厚而腻，脉滑数。

(3) 肺虚：喘促气短，语言无力，咳声低弱，自汗，舌质淡，脉虚弱。

(4) 肾虚：喘促日久，动则喘甚，张口抬肩，气不接续，神疲体倦，汗出肢冷，舌质淡，脉沉细。

【取穴】

(1) **实证**

① 处方：定喘、膻中、天突。

② 配穴：风寒者加风门、列缺；痰热者加尺泽、中脘、丰隆。

(2) **虚证**

① 处方：定喘、肺俞、膏肓、气海。

② 配穴：肺虚者加太渊、中府；肾虚者加肾俞、命门（图 2-6 至图 2-10 ）。

【操作】　常规消毒后，实喘施以中度或重度叩刺，至皮肤潮红，微见出血为宜，叩刺后可配合拔罐，出血不宜过多；虚喘施以轻度叩刺，以皮肤潮红为度，可配合艾灸定喘、肺俞两穴，每穴灸 15 分钟。发作期每日 1 次，间歇期隔日 1 次，10 次为 1 个疗程。

【特别提示】

(1) 同时配合艾条温和灸治效果更好，重点灸治大椎、风门、肺俞、厥阴俞、天突、膻中穴，每次 15 分钟。病情稳定后，待到好发季节前再给予固定治疗。

(2) 平时积极锻炼身体，增强体质，提高防寒、耐热能力。有过敏病史的患者，应积极查明过敏原。

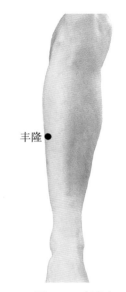

▲ 图 2-6 丰隆穴

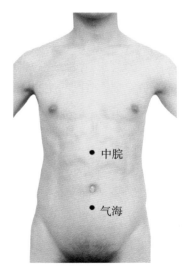

▲ 图 2-7 中脘、气海穴

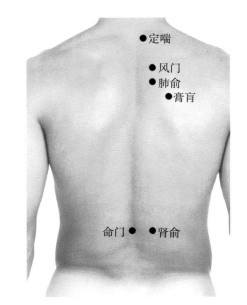

▲ 图 2-8　背部部分腧穴

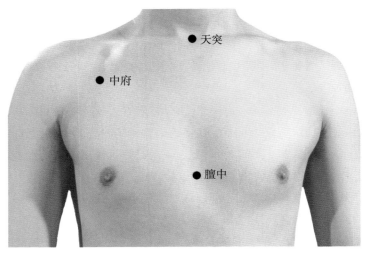

▲ 图 2-9　天突、膻中、中府穴

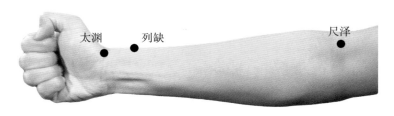

▲ 图 2-10 尺泽、列缺、太渊穴

三、慢性胃炎

【概述】 慢性胃炎，是指不同病因引起的慢性胃黏膜炎性病变，较为常见，发病率随年龄的增长而增长。根据病理组织学改变和病变在胃的分布部位，结合可能病因，将慢性胃炎分成浅表性胃炎、萎缩性胃炎和特殊类型胃炎三大类。本病属中医学"胃痞""胃痛"的范畴。

【临床表现】 慢性胃炎无典型与特异性的临床症状，临床症状与病变的程度也会不相一致，表现为反复或持续性上腹不适、饱胀、钝痛、烧灼痛，无明显节律性，一般进食后较重，其次为食欲下降、嗳气、反酸、恶心等消化不良症状，服用抗酸剂及解痉剂不能缓解。部分患者可无临床症状。有胃黏膜糜烂者可出现少量出血而排黑便，长期者尤其是萎缩性胃炎者则有贫血症状。此外，不同类型的慢性胃炎其临床表现各有侧重。

(1) 慢性浅表性胃炎以胃窦部炎症为主者，大多表现为上腹部胀痛、隐痛、钝痛或灼痛，疼痛多在餐后出现，因情绪波动、过度劳累、气候变化及饮食不慎等因素而加重。上腹痛增剧时可引起恶心、呕吐、大便不正常等胃肠道激惹症状。也有部分病例可表现为溃疡病样症状、胃癌样症状、幽门梗阻样症状，亦可合并出血而引起一系列症状。

(2) 慢性萎缩性胃炎主要表现为上腹部饱胀感，终日觉胃部饱胀与是否进食关系不大，食欲不振，食量减少，对含蛋白质、脂肪较多的食物很难消化，且容易引起腹泻，大便内常有未消化的脂肪粒、肌纤维与菜渣等。多伴有面色苍白、身体消瘦、体倦乏力、头晕、失眠等症状。

(3) 疣状胃炎又称慢性糜烂性胃炎、痘疮样胃炎、息肉样胃炎等。多数患者觉上腹部疼痛，其性质与溃疡病相似，还伴有食欲不振、恶心呕吐、体重减轻、全身乏力等症状，亦可合并出血。

(4) 吻合口炎、残胃炎是胃切除术后常见的病变，可发生在胃手术后的近期与远期。主要表现为上腹部饱胀、疼痛，多于进食后加重，甚至恶心、呕吐胆汁，部分患者可出现食欲不振，体重减轻，体倦乏力等，或可排黑便。

【辨证分型】

(1) 饮食停滞：胃痛，脘腹胀满，嗳腐吞酸，或吐不消化食物，吐食或矢气后痛减，或大便不爽，苔厚腻，脉滑。

(2) 肝胃不和：易因情志发病，胃脘胀或痛窜两胁，嗳气频繁，嘈杂反酸，苔多薄白，脉弦。

(3) 瘀血停滞：胃脘疼痛，痛有定处而拒按，或痛有针刺感，食后痛甚，或见吐血便黑，舌质紫暗或有瘀斑，脉涩。

(4) 脾胃湿热：嘈杂反酸，胃脘灼痛，恶心呕吐，口臭，口渴，口苦心烦，苔多黄腻，脉弦滑数。

(5) 脾胃虚寒：胃脘部隐痛，喜温喜按，饥饿时加重，进食后缓解，泛吐清水，纳差，神疲乏力，甚则手足不温，大便溏薄，舌淡苔白，脉虚弱或迟缓。

(6) 胃阴不足：胃痛隐隐，伴口干舌燥，大便干结，舌红少津或有裂纹，脉细数。

【取穴】

(1) 处方：中脘、脾俞、胃俞、足三里、内关、公孙。

(2) 配穴：饮食停滞者加天枢、承满；肝胃不和者加太冲、期门；瘀血停滞者加膈俞、血海；脾胃湿热者加内庭、阴陵泉；脾胃虚寒者加气海、神阙（灸）；胃阴不足者加太溪、三阴交（图 2-11 至图 2-16）。

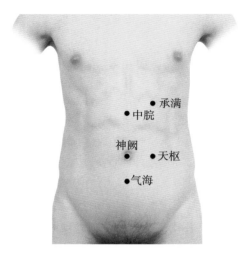

▲ 图 2-11　承满、中脘、神阙、天枢、气海穴

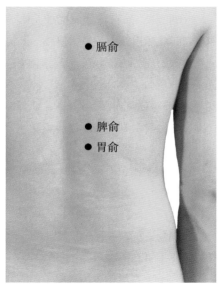

▲ 图 2-12　膈俞、脾俞、胃俞穴

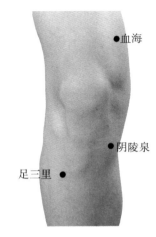

▲ 图 2-13　阴陵泉、血海、足三里穴

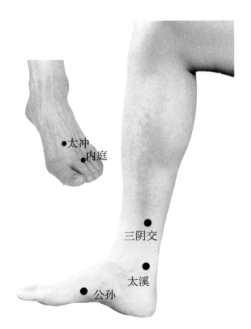

▲ 图 2-14　太冲、内庭、三阴交、太溪、公孙穴

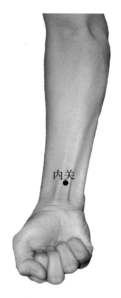

▲ 图 2-15 内关穴

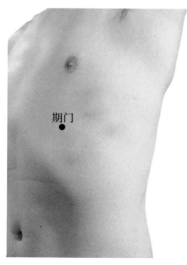

▲ 图 2-16 期门穴

【操作】　常规消毒后，实证施以中度叩刺，虚证施以轻度叩刺，各穴位皮区叩刺 20～30 下，以皮肤潮红为度。脾胃虚寒者加灸气海、神阙各 15 分钟。瘀血停滞者叩刺后可配合拔罐 5～10 分钟。胃脘痛甚症状明显时，采用较重刺激手法。每日或隔日 1 次，10 次为 1 个疗程。

【临床报道】　李氏采用七星梅花针叩刺治疗 48 例慢性胃炎患者。

治疗方法：采用七星梅花针叩刺。①背部督脉及膀胱经 1、2 侧线（椎体旁开 1.5 寸、3 寸处），由上而下，由轻到重。②中脘、内关、足三里。③阳性反应：通过按压 $C_{5～8}$ 两侧，部分患者可出现酸痛、麻木的不同反应，如有此类反应出现，则重点叩刺。叩前用酒精棉球常规消毒皮肤，用右手拇指、食指平握针柄后端，用腕力由轻到重叩打，隔日 1 次，每次 5～10 分钟，以患者有轻度痛感，局部皮肤有潮红、丘疹，但不出血为度。10 次为 1 个疗程，疗程间休息 3 天，2 个疗程后统计疗效。

治疗结果：临床症状消失，胃镜检查黏膜病变恢复正常为治愈，计 17 例，占 35.4%；临床症状基本消失，胃镜检查黏膜损害范围明显缩小，黏膜损害程度有改善为好转，计 27 例，占 56.3%；临床症状及胃镜检查与治疗前无明显变化为无效，计 4 例，占 8.3%。有效率为 91.7%。[李立 . 梅花针叩刺治疗慢性胃炎 48 例 [J]，中国针灸，2003，23（4）：202.]

【特别提示】

(1) 呕吐的患者可在胃俞、中脘穴加用灸法。皮肤针对此病疗效较好，但需要较长时间。

(2) 禁食生冷辛辣及不易消化的食物是慢性胃炎患者应该遵守的基本原则。尤其是萎缩性胃炎伴有增生及肠上皮化生的患者应禁食鱼、土豆、菠菜、牛奶、菠萝等食物，更不要吸烟、喝浓茶、饮酒。饮食要清淡，不吃含盐量过高的食品。注意饮食卫生，忌用对胃有刺激的药物。

(3) 注意调节情志，保持精神愉快和心情舒畅，尤其在进食过程中，不可生气，愤怒和忧伤均可影响胃液的分泌。

四、消化性溃疡

【概述】 消化性溃疡，是指发生于胃、十二指肠壁的局限性缺损，又称胃、十二指肠溃疡。溃疡的形成和发展与胃酸和胃蛋白酶使胃、十二指肠黏膜发生"自家消化"有关，故称消化性溃疡。临床以慢性周期性发作、节律性上腹部疼痛和上消化道出血为主要表现。属中医学"胃痛""胃脘痛""心下痛"等范畴。

【临床表现】

(1) 慢性、周期性、节律性中上腹部疼痛，胃溃疡常在剑突下或偏左，进餐 1～2 小时内发作，持续 1～2 小时胃排空后缓解；十二指肠溃疡多在剑突下偏右，多于空腹时发生，进食后缓解。发作与季节有关。疼痛性质可呈钝痛、灼痛或饥饿样痛。特殊类型溃疡如幽门管、球后、胃底贲门区、巨大溃疡及多发性溃疡、复合性溃疡或有并发症时，腹痛可不典型，可有剧烈腹痛或夜间痛。

(2) 常伴有反酸、嗳气、流涎、恶心、呕吐等。

(3) 全身症状：患者可有失眠等神经官能症的表现，疼痛较剧而影响进食者可有消瘦及贫血。

(4) 缓解期一般无明显体征。活动期胃溃疡压痛点常在中上腹或偏左，十二指肠溃疡者常偏右，后壁穿透性溃疡在背部 $C_{11\sim12}$ 旁有压痛。

【取穴】

(1) 处方：中脘、脾俞、胃俞、足三里、下巨虚、阿是穴。

(2) 配穴：反酸、嗳气者加内关；胃痛甚或出血时加梁丘、公孙（图 2-17 至图 2-21）。

【操作】 常规消毒后，阿是穴施以中度刺激，余穴施以轻度刺激，每穴叩刺 1～2 分钟，以皮肤潮红为度。症状明显时采用较重刺激手法。每日或隔日 1 次，10 次为 1 个疗程。

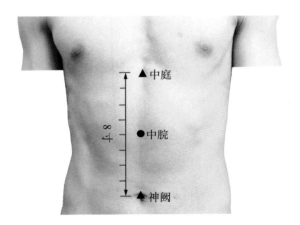

▲ 图 2-17 中脘穴

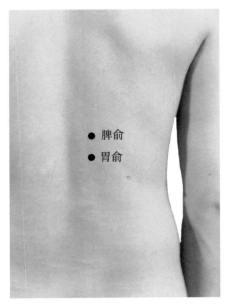

▲ 图 2-18 脾俞、胃俞穴

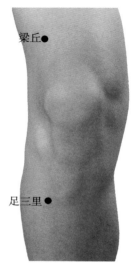

▲ 图 2-19　梁丘、足三里穴

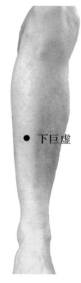

▲ 图 2-20　下巨虚穴

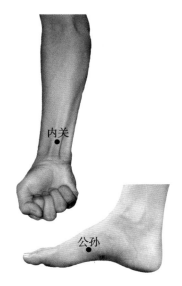

▲ 图 2-21　内关、公孙穴

【临床报道】 张氏等采用针刺夹脊穴配合梅花针放血疗法治疗消化性溃疡患者 43 例，对照组 35 例药物内服。

治疗方法：治疗组采用针刺夹脊穴配合梅花针放血疗法。夹脊穴选取 $C_{8\sim12}$，先泻后补，留针 30 分钟，每日 1 次，10 次为 1 个疗程。配合梅花针叩刺，选取三焦俞、大肠俞，重叩后拔罐出血，留罐 10 分钟，视皮肤恢复情况，间隔 1 天或 2 天 1 次。疗程中停用一切药物。对照组给予口服柳氮磺胺吡啶 1.5 克，每日 4 次，另取甲硝唑 0.2 克、地塞米松 5 毫克、普鲁卡因 6 毫升，加生理盐水 100 毫升，每晚排空大便后保留灌肠。治疗组和对照组均治疗 30 天后评定疗效。

治疗结果：治疗组基本治愈 22 例，好转 18 例，无效 3 例，总有效率 93%。对照组基本治愈 5 例，好转 16 例，无效 14 例，总有效率 60%。两组比较差异有显著性（ $P < 0.01$ ）。随访 1 年，治疗组基本治

愈的 22 例中，复发 3 例（13.6%），复发后症状、体征较以往轻。对照组基本治愈的 5 例中，复发 3 例（60%）。[张悦，杨振辉. 针刺夹脊穴配合梅花针叩刺治疗溃疡性结肠炎 43 例 [J]. 中医杂志，2003，44（4）：282–283.]

【特别提示】 保持规律的生活饮食习惯及乐观的情绪，避免过度劳累与紧张是预防本病复发的关键。一般伴出血者，轻微者可治，若较严重恐是溃疡穿孔先兆，宜住院观察治疗。戒烟酒、忌食生冷及辛辣刺激的食物。

五、肠易激综合征

【概述】 肠易激综合征，是一种生物 – 心理 – 社会疾病，属功能性肠道疾病。肠道无结构上的病变，无炎症，而是对各种刺激出现过度的生理反应，出现腹痛、腹胀、排便习惯改变及大便性状异常或黏液便等临床症候群。症状持续存在或间歇发作，是临床上最为常见的胃肠功能紊乱之一。

【临床表现】 本病起病隐匿，症状反复发作或慢性迁延，主要以腹痛、排便习惯改变和大便性状改变为临床表现，常表现为不同程度的腹痛，以下腹和左下腹多见，排便或排气后可缓解，腹泻，或便秘，或腹泻与便秘交替发生，大便或呈稀糊状，或稀水状，或软便，或干结呈羊粪状，常带有黏液，可有腹胀，消化不良等其他消化系统症状。

【辨证分型】

(1) 肾阳虚衰：晨起腹泻腹痛，肠鸣，便急，泻后则安，形寒肢冷，腰膝酸软。舌质淡，苔白，脉沉细。

(2) 脾胃虚弱：腹痛绵绵，畏寒，大便时溏时泻，水谷不化兼有黏液，或便秘，舌淡苔白，时作时止，痛则喜温喜按，面色萎黄，神疲，脉沉细。

(3) 肝郁气滞：腹胀痛，连及胁肋，恼怒则疼痛发作或加剧，嗳气，排便或排气后可缓解，可有便秘，脉弦。

【取穴】

(1) 处方：天枢、大肠俞、上巨虚、足三里。

(2) 配穴：肾阳虚衰者加肾俞、命门、腰阳关；脾胃虚弱者加脾俞、胃俞、中脘；肝郁气滞者加肝俞、期门、太冲（图 2-22 至图 2-25）。

【操作】　常规消毒后，实证施以中度刺激，虚证施以轻度刺激，每穴叩刺 20～30 下，以皮肤潮红为度。肾阳虚衰和脾胃虚弱者可配合艾灸 30 分钟。肝郁气滞者可配合拔罐 5～10 分钟。隔日 1 次，10 次为 1个疗程。

【特别提示】　体质虚弱者可在足三里、神阙穴处拔罐；腹痛甚者可在中脘、天枢处拔罐。本病病情易反复发作，经久不愈，待症状消失后，应继续一段时间的巩固治疗。

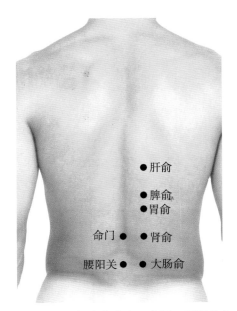

▲ 图 2-22　部分背俞穴、命门、腰阳关穴

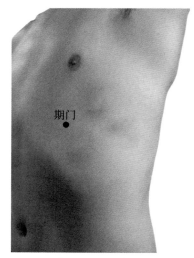

▲ 图 2-23　期门穴

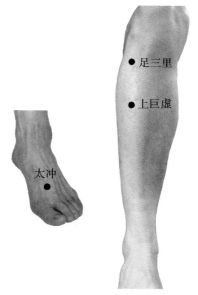

▲ 图 2-24　足三里、上巨虚、太冲穴

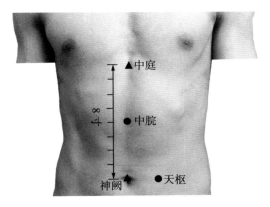

▲ 图 2-25　中脘、天枢穴

六、顽固性呃逆

【概述】　顽固性呃逆，又称"顽固性膈肌痉挛"，是膈神经兴奋引起膈肌阵发性痉挛所致，以气从膈下向上冲逆，喉间呃逆有声，声短而频，难以自忍为主要临床表现的病证。顽固性呃逆可为功能性，无其他原因引起者症状较轻；也常因脑病、尿毒症、糖尿病酮症酸中毒等紧急情况引起，或其他严重疾病也可引起顽固性呃逆。特别值得一提的是，如果病情危重的人出现顽固性呃逆，常常提示预后不良。中医学称之为"哕"。

【临床表现】　本病以喉间呃逆有声，声短而频，难以自忍为特征。

【辨证分型】

(1) 胃中寒冷：呃声沉缓有力，胃脘不舒，得热则减，口中和而不渴，舌苔白润，脉象迟缓。

(2) 胃火上逆：呃声洪亮，冲逆而出，口臭烦渴，喜冷饮，舌苔黄，脉象滑数。

(3) 虚证：呃声低弱无力，气不得续，手足不温，食少，舌淡苔白，脉象沉细弱；或呃声急促而不连续，口干舌燥，躁动不安，舌质红而干或有裂纹，脉象细数。

【取穴】

(1) 处方：内关、中脘、膻中、足三里。

(2) 配穴：胃中寒冷者加灸神阙；胃火上逆者加内庭；虚证者加气海、关元（图 2-26 至图 2-28）。

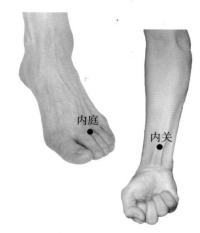

▲ 图 2-26　内庭、内关穴

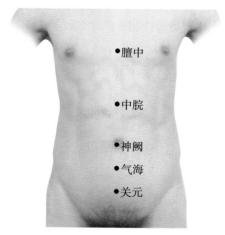

▲ 图 2-27　膻中、中脘、神阙、气海、关元穴

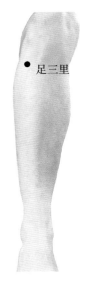

●足三里

▲ 图 2-28　足三里穴

【操作】　常规消毒后，实证施以中度刺激，虚证施以轻度刺激，每穴叩刺 20～30 下，以局部潮红为度。其中，神阙、气海、关元用温和灸，每穴灸 15 分钟。若效果不显，加叩刺颈前区。每日或隔日 1 次，10 次为 1 个疗程。

【特别提示】

(1) 必要时，可配合敷脐疗法效果更好。方用丁香、沉香、吴茱萸各 15 克；或用丁香、附子、干姜、木香、羌活、茴香各等分研细末，取 15～30 克撒于脐内，或以姜汁、蜂蜜调敷，盖以纱布，胶布固定。

(2) 治疗期间，还应注意对原发病如脑病、尿毒症、糖尿病酮症酸中毒等的治疗。

七、失眠

【概述】　失眠，是指以经常不能获得正常睡眠为特征的一种病证，又称"不寐"。

【临床表现】 临床症状不一，有的初就寝即难以入睡；有的睡而易醒，醒后不能再睡；有的时睡时醒，睡眠不实；甚者整夜不能入睡。

【辨证分型】

(1) 肝火上扰：失眠，性情急躁，多梦，头痛口苦，胁胀，脉弦。

(2) 心脾两虚：难以入睡，多梦易醒，心悸健忘，体倦神疲，饮食无味，面色少华，舌淡苔薄，脉细弱。

(3) 心肾不交：心烦不眠，头晕耳鸣，口干津少，五心烦热，舌质红，脉细弱，或兼见梦遗，健忘，心悸，腰酸等症。

(4) 胃气不和：失眠而胃脘胀痛堵闷，不思饮食，大便不爽，苔腻脉滑。

【取穴】

(1) 处方：神门、神庭、安眠、胸部夹脊穴。

(2) 配穴：肝火上扰者加行间、风池、太阳；心脾两虚者加心俞、脾俞、足三里；心肾不交者加心俞、太溪、照海；胃气不和者加中脘、天枢（图 2-29 至图 2-36）。

【操作】 患者俯卧位，常规消毒后，沿 $T_{1\sim12}$ 两侧华佗夹脊穴自上而下施以轻度叩刺 5～10 遍，再加拔罐 5～10 分钟。余穴虚证以轻度叩刺为宜，实证以中度叩刺为宜，每穴叩刺 20～30 下，以局部潮红为度。隔日 1 次，10 次为 1 个疗程。

【临床报道】 黄氏等采用梅花针弹刺法治疗失眠患者 34 例。

治疗方法：取百会、风府、风池、心俞、内关、曲泽、章门、阴陵泉、三阴交。患者仰卧位，常规消毒后，用梅花针从上肢至下肢弹刺，每个穴位 1 分钟，手法轻柔，以局部皮肤潮红，不渗出血珠为宜；然后让患者俯卧，消毒百会、风府、风池、心俞穴及周围，每个穴位用梅花针弹刺 2 分钟，皮肤不渗出血点为宜，每日 1 次，4 次为 1 个疗程，间隔 3 日，行第 2 个疗程。

治疗结果：本组患者 34 例，显效 24 例，占 70.6%；有效 7 例，占 20.6%；无效 3 例，占 8.8%，其中经 1 个疗程治疗后生效者 21 例，占

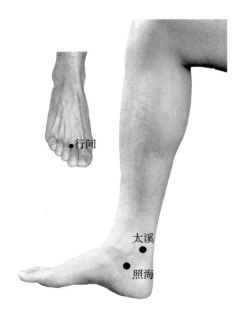

▲ 图 2-29　行间、太溪、照海穴

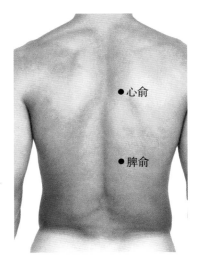

▲ 图 2-30　心俞、脾俞穴

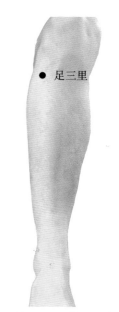

▲ 图 2-31　足三里穴

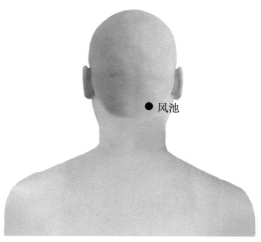

▲ 图 2-32　风池穴

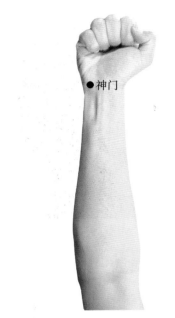

▲ 图 2-33 神门穴

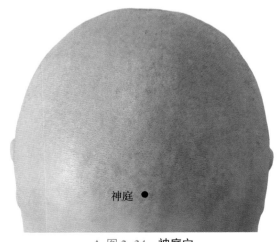

▲ 图 2-34 神庭穴

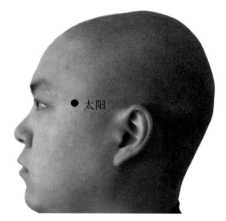

▲ 图 2-35 太阳穴

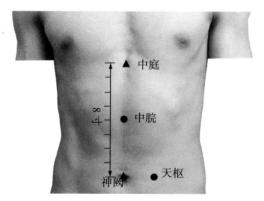

▲ 图 2-36 中脘、天枢穴

61.8%，总有效率为 91.2%。

病例介绍：患者，女，46 岁，自述 3 年来经常头晕失眠，经服柏子养心丸、安神补心丸等未效。近来忽寐忽醒，甚则通宵不能入眠，肢倦神疲，纳差，舌质淡，脉细弱。采用上述方法治疗 4 天后患者每日至晚间有睡意，睡眠时间可达 5～6 小时，自觉症状明显好转，无须服药。继续治疗 2 周后，自觉睡眠良好，症状消失，半年后随访无复发。［黄立雄，林英. 梅花针治疗失眠症 34 例 [J]. 上海针灸杂志，2005，24（8）：13.］

【特别提示】

(1) 下午或晚上治疗，疗效更好。

(2) 由其他疾病引起失眠者，应积极治疗其原发病。

八、便秘

【概述】　便秘，指大便秘结不通，排便时间延长，或有便意而艰涩不畅，排出困难的一种病证。便秘在临床上可以单独出现，也可兼见于其他疾病，如全身衰弱致排便动力减弱，肠道炎症恢复期肠蠕动降低等。根据有无器质性病变可分为器质性便秘与功能性便秘两种。

【临床表现】　本病常见于体质虚弱的老人、小儿和多产妇女。主要表现为排便次数减少，间隔时间延长或正常，但粪质干燥，排出困难；或粪质不干，但排出不畅。可伴见腹胀，腹痛，食欲减退，嗳气反胃等症。常可在左下腹扪及粪块或痉挛之肠形。

【辨证分型】

(1) 热秘：大便干结，小便短赤，面红身热，或兼有腹胀腹痛，口干口臭，舌红苔黄或黄燥，脉滑数。

(2) 气秘：大便秘结，欲便不得，嗳气频作，胸胁痞满，甚则腹中胀痛，纳食减少，舌苔薄腻，脉弦。

(3) 气虚：虽有便意，临厕努挣乏力，挣则汗出短气，便后疲乏，大便并不干硬，面色㿠白。

(4) 血虚：大便秘结，面色无华，头晕目眩，心悸。唇舌淡，脉细涩。

(5) 冷秘：大便艰涩，排出困难，小便清长，面色㿠白，四肢不温，喜热怕冷，腹中冷痛，或腰脊酸冷，舌淡苔白，脉沉迟。

【取穴】

(1) 处方：天枢、支沟、阳陵泉、上巨虚。

(2) 配穴：热秘者加合谷、内庭；气秘者加太冲；气虚者加气海、足三里；血虚者加足三里、脾俞、胃俞；冷秘者加关元、神阙（图 2-37 至图 2-41）。

【操作】 常规消毒后，实证以中度或重度叩刺为宜，虚证以轻度叩刺为宜，每穴叩刺 15～20 下，以局部潮红为度。关元、神阙、气海用温和灸，每穴灸 15 分钟。可配合腹部顺时针按摩，每日 1 次，大便正常后改为隔日 1 次，持续 1 个月，以巩固疗效。

【特别提示】

(1) 患者应注意饮食调节，多饮开水；少食辛辣刺激性食物，多食新鲜蔬菜与水果；养成定时排便的习惯。

(2) 指导患者自己按摩腹部，有帮助排便和预防便秘的作用。其方法是将手掌心对准神阙穴（肚脐处）或关元穴，按顺时针方向按摩，以掌中摩擦有热感为度。可在饭后进行。

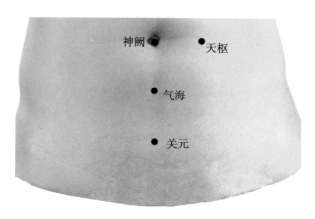

▲ 图 2-37　神阙、天枢、气海、关元穴

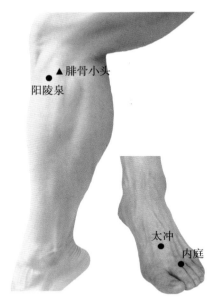

▲ 图 2-38　阳陵泉、太冲、内庭穴

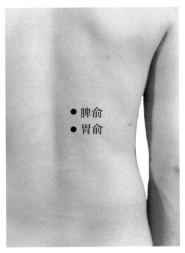

▲ 图 2-39　脾俞、胃俞穴

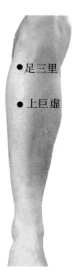

▲ 图 2-40　足三里、上巨虚穴

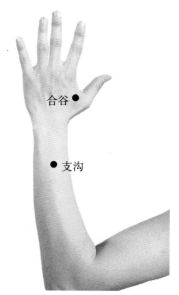

▲ 图 2-41　合谷、支沟穴

九、慢性疲劳综合征

【概述】 慢性疲劳综合征，是指持续性或复发性的虚弱、疲劳，严重到足以降低和损害日常活动，在 6 个月内降低到病前活动水平的 50% 以下。本病属中医学"虚劳""郁证"等范畴。

【临床表现】 持续 6 个月以上易感疲劳和乏力，另有低热和咽喉痛，淋巴结疼痛性肿胀，头痛，关节痛和精神神经症状等，患者难以进行正常的社会生活。

【辨证分型】

(1) 肾虚心怯：精神萎靡，头晕脑鸣健忘，注意力不集中，腰腿酸软，四肢欠温，夜尿偏多，心悸心慌，易惊易恐，失眠多梦，舌淡红质嫩胖，苔薄，脉细小濡，偶见结代。

(2) 阴虚阳亢：面色潮红，烘热盗汗，心悸心慌，心烦易怒，神倦欲卧而不得眠，口舌生疮，头目眩晕，腰足酸软，小便色深，大便偏干，舌红尖起刺少津，脉细小数。

(3) 肝郁血虚：精神紧张，焦虑不安，忧郁苦闷，容易激动，面色少华，头目眩晕，肢体麻木，心悸怔忡，健忘多梦，或彻夜不眠，胁肋疼痛，妇女月经失调，舌淡苔薄，脉细弦或细涩。

(4) 脾虚湿困：全身倦怠，四肢困乏，头重如裹，口淡口黏，纳谷无味，胃脘痞闷，腹胀便溏，寐不安宁，舌淡质胖边有齿痕，苔白滑，脉濡滑。

(5) 气虚血瘀：面色黧黑，神倦懒言，头胀头痛，肢体麻木，心悸气短，胸闷气憋刺痛，渴不多饮，心烦不安，纳呆腹胀，大便不畅，夜寐欠安，舌淡质紫或瘀，苔薄腻体胖，脉细涩无力。

【取穴】

(1) 处方：心俞、肺俞、肝俞、脾俞、胃俞、肾俞。

(2) 配穴：肾虚心怯者加命门、胆俞；阴虚阳亢者加太溪、太冲；肝郁血虚者加太冲、脾俞、胃俞、足三里；脾虚湿困者加脾俞、阴陵泉；气虚血瘀者加气海、脾俞、足三里、膈俞（图 2-42 至图 2-45）。

【操作】 患者俯卧位，常规消毒后，先轻叩主穴 10～15 遍，后加拔罐 5～10 分钟。余穴实证施以中度叩刺，虚证施以轻度叩刺，每穴叩刺 20～30 下，以局部皮肤潮红为度。隔日 1 次，10 次为 1 个疗程。

【临床报道】 张氏采用皮肤针叩刺拔罐治疗慢性疲劳综合征患者 30 例。

治疗方法：取大椎、心俞、肺俞、脾俞、肝俞、肾俞。患者俯卧位，皮肤常规消毒后，以穴位为中心，用已消毒的皮肤针进行反复叩刺，力度以患者能耐受为度，待皮肤出现均匀微小的出血点时，迅速用大号火罐拔罐，留罐 5～7 分钟，每次出血量 1～2 毫升。用消毒干棉球擦净血迹，再用酒精棉球局部消毒，每日 1 次，每次选 3 穴，交替进行，5 次为 1 个疗程。

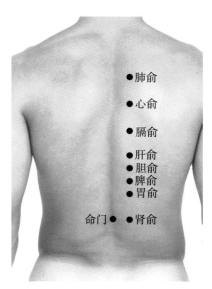

▲ 图 2-42　部分背俞穴与命门穴

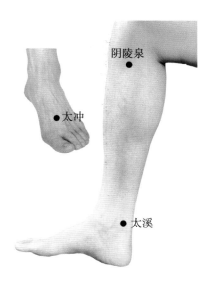

▲ 图 2-43　太冲、阴陵泉、太溪穴

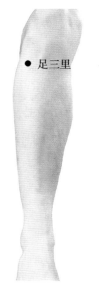

▲ 图 2-44　足三里穴

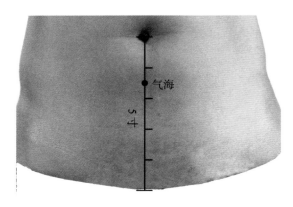

▲ 图 2-45　气海穴

治疗结果：参照 1993 年《国外医学·中医中药分册》中医诊治慢性疲劳综合征的疗效标准探讨制订的疗效标准。显效，临床主症及兼症消失≥ 2/3，计 19 例，占 68.3%；有效，临床主症及兼症消失≥ 1/3，计 8 例，占 26.7%；无效，临床主症及兼症消失 < 1/3 或无改善，计 3 例，占 10%。总有效率为 90%。[张纯娟. 皮肤针叩刺拔罐治疗疲劳综合征 30 例疗效观察 [J]. 针灸临床杂志，2004，20（12）：37.]

【特别提示】

(1) 注意生活起居及饮食调摄，保持乐观情绪，以提高疗效。

(2) 避免过度劳累、生气、熬夜，适当控制烟酒。

十、眩晕

【概述】　眩是眼花，晕是头晕。其特点为患者自觉周围景物旋转或自身旋转，两者常同时出现，故统称为"眩晕"。本病轻者闭目即止，重者可伴有恶心、呕吐、出汗，甚至昏倒。常见于梅尼埃病、迷路炎、前庭神经元炎、椎基底动脉供血不足、高血压病等。

【临床表现】　本病的临床表现是头晕与目眩，轻者仅眼花，头重脚轻，或摇晃浮沉感，闭目即止；重则如坐车船，视物旋转，甚则欲仆。

或兼目涩耳鸣，少寐健忘，腰膝酸软；或恶心呕吐，面色苍白，汗出肢冷等。发作间歇期长短不一，可为数月发作 1 次，亦有 1 个月数次。常可有情志不舒的诱因，但也可突然起病，并可逐渐加重。眩晕若兼头胀而痛，心烦易怒，肢麻震颤者，应警惕发生中风。

【辨证分型】

(1) 肝阳上亢：眩晕耳鸣，头痛且胀，每因烦劳或恼怒而头晕、头痛加剧，面时潮红，急躁易怒，少寐多梦，口苦，舌质红，苔黄，脉弦。

(2) 气血亏虚：眩晕动则加剧，劳累即发，面色㿠白，唇甲不华，发色不泽，心悸少寐，神疲懒言，饮食减少，舌质淡，脉细弱。

(3) 肾精不足：眩晕而见精神萎靡，少寐多梦，健忘，腰膝酸软，遗精，耳鸣。偏于阴虚者，五心烦热，舌质红，脉弦细数。偏与阳虚者，四肢不温，形寒怯冷，舌质淡，脉沉细无力。

(4) 痰浊中阻：眩晕而见头重如蒙，胸闷恶心，食少多寐，苔白腻，脉濡滑。

【取穴】

(1) 处方：四神聪、风池、合谷、太冲、阿是穴。

(2) 配穴：肝阳上亢者加太冲、太溪；气血亏虚者加气海、脾俞、胃俞、足三里；肾精不足者加太溪、悬钟、肾俞；痰浊中阻者加丰隆、中脘（图 2-46 至图 2-53）。

【操作】　常规消毒后，实证以中度叩刺为宜，虚证以轻度叩刺为宜，每穴叩刺 20～30 下，以皮肤潮红为度。隔日 1 次，10 次为 1 个疗程。

【临床报道】　钱氏采用梅花针叩刺法治疗失眠患者 35 例。

治疗方法：使用梅花针（七星针），刺激部位为督脉经大椎穴至中枢穴（$C_{7\sim}T_{10}$）及百会穴使用叩刺法，频率每分钟 50 次，每次轻刺皮肤后立即弹起，每日 1 次，3 次为 1 个疗程。

治疗结果：显效，头晕消失，视物清楚，呕吐止；有效，头晕稍作，体位改变稍感恶心，视物旋转；无效，症状无变化。35 例中显效

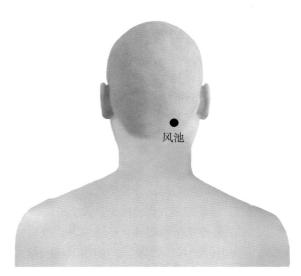

▲ 图 2-46　风池穴

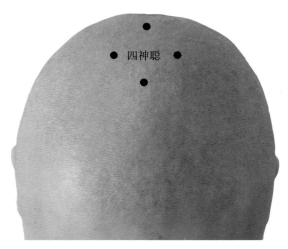

▲ 图 2-47　四神聪穴

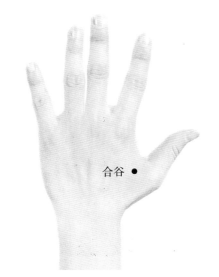

▲ 图 2-48　合谷穴

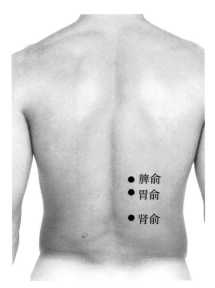

▲ 图 2-49　脾俞、胃俞、肾俞穴

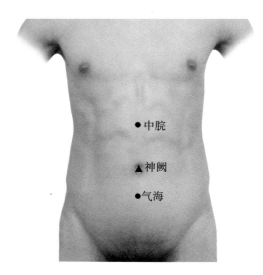

▲ 图 2-50　中脘、气海穴

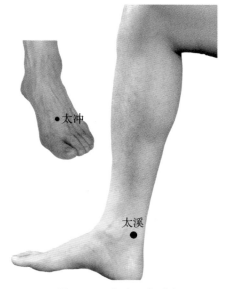

▲ 图 2-51　太冲、太溪穴

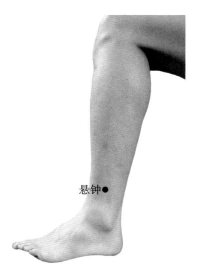

▲ 图 2-52　悬钟穴

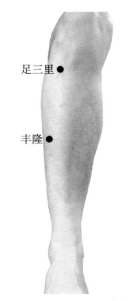

▲ 图 2-53　足三里、丰隆穴

25 例，有效 9 例，无效 1 例。

典型病例：患者，女，55 岁。头晕，视物旋转，呕吐 1 天。经静脉滴注脉络宁注射液症状无改善，随即使用梅花针叩刺督脉 $C_7 \sim T_{10}$ 及头顶百会穴，叩刺完毕即感头晕减轻，3 次治疗后彻底缓解。[钱忠. 梅花针叩刺法治疗眩晕症 35 例 [J]. 中国社区医师，2006，8（1）：51.]

【特别提示】

(1) 饮食不宜过饱，宜清淡富含营养的食品，多食水果、蔬菜、瘦肉及豆类等，宜食植物油，忌辛辣刺激、肥甘厚味。

(2) 情志护理非常重要，向患者讲明病因，消除忧虑、恐惧心理及急躁情绪，避免一切不利因素的刺激，使患者心情舒畅，精神愉快，自觉地去战胜疾病。

(3) 发病期间少做或不做旋转、弯腰等动作，以免诱发或加重眩晕。起卧或蹲位站立时动作宜缓慢，不宜过度劳累，活动要适度，发病期间不宜单独外出。若眩晕发作时，立即就地坐卧，以免跌倒。

第3章 皮肤科疾病

一、痤疮

【概述】 痤疮，俗称"粉刺""青春痘"，是一种常见的炎性皮脂毛囊疾病。多发生在男女青春发育期，以面部多见，也可发生在前胸和后背皮脂腺分泌较多的部位，油性皮肤的人更加严重，特点为粉刺、丘疹、脓疱、结节和囊肿。西医学多认为本病与雄激素、皮脂腺和毛囊内微生物密切相关。此外，遗传、饮食、胃肠功能、环境因素、化妆品及精神因素亦与本病有关，临床上常分为白头粉刺和黑头粉刺两类。属中医学"肺风""粉刺"的范畴。

【临床表现】 本病多侵害青春期男女，青春期过后大都自然痊愈。初起为针头大小的毛囊性丘疹，挤压可见黄白色半透明蠕虫样脂栓排出。周围可形成炎症性丘疹，感染后可呈红色小丘疹，其顶端可出现小脓疱，吸收后遗留暂时性色素沉着或小凹坑瘢痕，较重者可形成结节囊肿，消退后遗留瘢痕或瘢痕疙瘩，常伴有皮脂溢出。自觉轻度瘙痒或无自觉症状，炎症明显时有疼痛感。

【辨证分型】

(1) 肺热证：毛囊起丘疹，红肿疼痛伴瘙痒，面色潮红，舌边尖红，苔薄黄，脉数。

(2) 肺胃湿热：常见患处肤色潮红，以粉刺、丘疹为主，或有脓疱，伴焮热瘙痒，咽干口燥，便秘溲赤，舌红苔黄腻，脉象弦数或滑数。

(3) 肺经郁热：此类患者痤疮多为脓疱型或在月经前加重。皮疹多发于面颊两侧，甚至连及颈项，以炎性丘疹、脓疱为主，伴有乳胀不适，心烦易怒，舌质红苔薄黄。

(4) 气郁证：皮疹分布于面部及胸、背，兼见胸闷不舒，两胁胀痛，喜生闷气，女性月经前面部皮损加重，乳房胀痛。

(5) 热毒血瘀：颜面皮疹呈黄豆或指头大小，色红或紫红，同时伴有囊肿、结节、瘢痕等不同程度的皮肤损害，瘙痒和疼痛交替出现，严重者呈橘皮脸。舌质暗红或边有瘀点，苔薄白，脉来细涩。

【取穴】

(1) 处方：大椎、肺俞、膈俞。

(2) 配穴：肺热者加尺泽、鱼际；肺胃湿热者加内庭、中脘、脾俞、胃俞；肺经郁热者加少商、尺泽；气郁者加太冲、期门；热毒血瘀者加耳尖、委中（图 3-1 至图 3-7）。

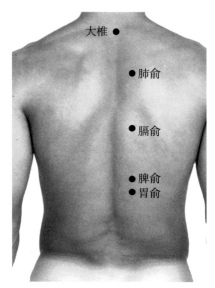

▲ 图 3-1　大椎、部分背俞穴

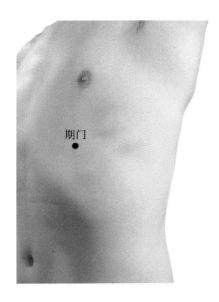

▲ 图 3-2　期门穴

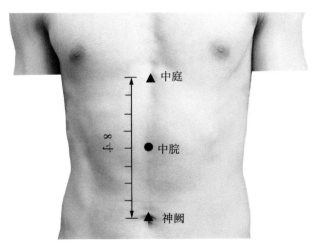

▲ 图 3-3　中脘穴

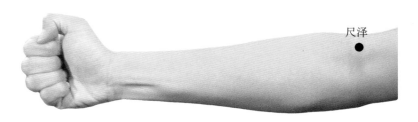

▲ 图 3-4　尺泽穴

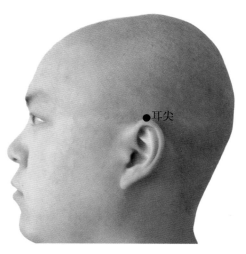

▲ 图 3-5　耳尖穴

【操作】　常规消毒后，用皮肤针施以中度叩刺，用力宜均匀，以皮肤微微渗血为度，然后用闪火法拔罐，留罐 5～10 分钟，放血量为 1～2 毫升。少商、耳尖、委中用三棱针点刺放血。隔日治疗 1 次，10 次为 1 个疗程。

【临床报道】　薛氏采用梅花针叩刺出血配合耳压疗法治疗痤疮患者 28 例。

治疗方法：①梅花针叩刺出血，选取背部美容三角区（大椎与两

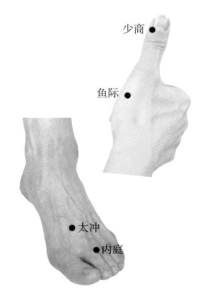

▲ 图 3-6　少商、鱼际、太冲、内庭穴

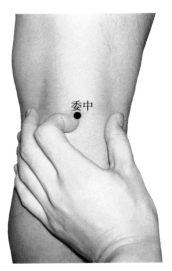

▲ 图 3-7　委中穴

侧肺俞连线的区域），施治前皮肤局部常规消毒，用消毒好的梅花针对准叩刺部位，使用手腕之力，将针尖垂直叩打在皮肤上，并立即提起，反复进行，叩打时频率不宜过快或过慢，一般每分钟 70～90 次，叩刺 1～2 分钟后，选用大口径火罐在叩击区拔火罐，出血量 3～5 毫升，3 日 1 次，7 次为 1 个疗程。②耳穴：选取神门、脾、肺、心、大肠、皮质下、内分泌、面颊，上述穴位用王不留行籽，黏附于小块胶布上，贴于一侧耳穴上，双耳交替进行，让患者自行按压，一日多次不限，每 4 天更换 1 次，5 次为 1 个疗程。

治疗结果：28 例患者中，经治疗 1～2 个疗程，显效（痤疮及色素消失，皮肤光滑细腻）18 例，有效（痤疮消失，色素变淡）8 例，无效（治疗前后无明显变化）2 例，总有效率 93%。

典型病例：陈某，男，20 岁，学生，于 2002 年 3 月 15 日就诊。患者前额、面颊及下颌部有大小不等、颜色暗红或鲜红的丘疹，有的上有白头，有的形成硬结、囊肿，舌红苔黄腻，脉滑数。历时 3 年，经治疗 2 个疗程，皮肤光滑有泽，色素消失。2004 年 5 月随访，面色光洁圆润。[薛利凤. 梅花针叩刺出血配合耳压疗法治疗痤疮 [J]. 针灸临床杂志，2006，22（3）：43.]

【特别提示】

(1) 注意患处皮肤清洁，养成良好的卫生习惯，不吃辛辣食物，少吃动物脂肪和甜食，多食用粗纤维食物及蔬菜水果，多饮水，保持大小便通畅。

(2) 女性患者应注意生理周期的正常，及时解除痛经，在痤疮发作期，最好不使用化妆品，特别是油性及粉状化妆品，以免加重皮肤的炎症反应，保持心情舒畅，不挤压痤疮。

二、荨麻疹

【概述】 荨麻疹，又称风疹块，是一种常见的过敏性皮肤病，常由各种过敏性刺激因素引起，也可因肠道寄生虫引起。临床表现为局限性风疹块样损害，骤然发生并迅速消退，愈后不留任何痕迹，剧烈瘙痒并伴有烧灼感，也可为慢性过程。分急性与慢性两种类型，急性荨麻疹起病急，慢性者可迁延数月或数年。本病属中医学"瘾疹""风团""风疹"的范畴。

【临床表现】　本病发病突然，皮损可发生于任何部位，表现为皮肤各处出现数目不定、大小不等的红色丘疹，淡红或瓷白，高出皮面，境界清楚，形态不规则，剧烈瘙痒，数小时内风团逐渐消失，不留痕迹，但可发生新的风团，此起彼伏，一日内可发生多次，严重者有烦躁、心慌、恶心、腹痛等症状；累及黏膜时可有腹痛腹泻，呕吐，严重者喉头水肿可引起呼吸困难，出现窒息感；伴有发热、胸闷、轻微头痛等类似感冒症状；慢性荨麻疹表现为风团反复发作，时多时少，病情缠绵，多年不愈。

【辨证分型】

(1) 风热证：风团色红，瘙痒而热，遇热则发，得冷则减，或夏重冬轻，扪之灼手。舌苔薄黄，脉浮数。

(2) 风寒证：风团色淡，皮肤瘙痒，遇冷或风吹而发，得暖则缓，冬重夏轻，舌苔薄白，脉浮紧。

(3) 胃肠积热：风团色红且肥厚，瘙痒而胀，多因食海味而发，可伴脘腹胀满，恶心呕吐，大便秘结或泄泻，舌苔黄腻，脉滑数。

(4) 冲任不调：风团常于月经来潮数天前出现，皮肤瘙痒，并随月经期结束而消失，常伴有月经不调或痛经，舌质淡暗少苔，脉细弱。

(5) 气血双亏：风团反复出现，皮肤瘙痒，迁延不愈，劳累后复发或加重，面色苍白，神疲乏力，头晕失眠，腹胀纳呆，舌淡苔薄，脉细弱。

【取穴】

(1) 处方：曲池、合谷、血海、三阴交。

(2) 配穴：风热者加大椎、风池；风寒者加肺俞、风门；胃肠积热者加内庭、天枢、中脘；冲任不调者加关元、归来；气血双亏者加脾俞、胃俞、气海、足三里（图 3-8 至图 3-13）。

【操作】 常规消毒后，实证以中度叩刺为宜，虚证以轻度叩刺为宜，每穴叩刺 15～20 下，以皮肤潮红，微微渗血为度。风热者叩刺后可用火罐拔吸出血，出血量约 2 毫升，起罐用干棉球拭干血迹。风寒者和气血双亏者叩刺后可配合温和灸。每日或隔日 1 次，10 次为 1 个疗程。

【临床报道】 典型病例：王某，女，24 岁，学生。于午餐后突然出现全身皮肤瘙痒，挠之出现红或白色风团，尤以腰围束带处最多；风团大小形态不一，时隐时现，瘙痒难耐；未见其他症状。患者自述没有食用过敏食物及药物，既往身体健康，亦无类似症状发生。于风团处常规消毒后，用梅花针施中度叩刺手法，直至患者自觉瘙痒减轻。叩刺结束后，患者顿感全身轻松，风团及瘙痒消失。嘱患者休息，避冷热刺激。[刘晓棠 . 梅花针叩刺治疗荨麻疹 [J]. 中国民间疗法，2004，12(10)：19.]

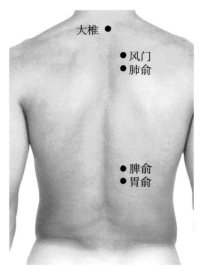

▲ 图 3-8　大椎、风门及部分背俞穴

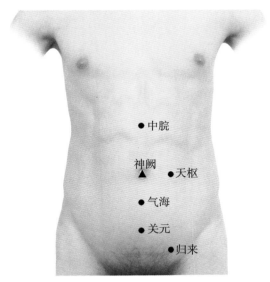

▲ 图 3-9 中脘、天枢、气海、关元、归来穴

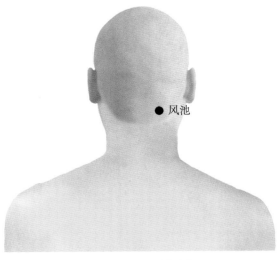

▲ 图 3-10 风池穴

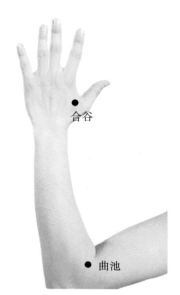

▲ 图 3-11　合谷、曲池穴

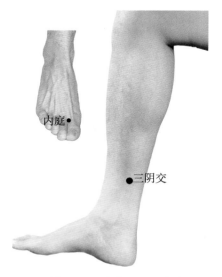

▲ 图 3-12　内庭、三阴交穴

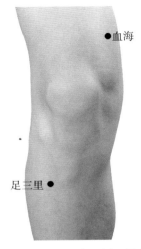

▲ 图 3-13　血海、足三里穴

【特别提示】

(1) 本病易反复发作，治疗过程中应注意发现致敏因素，并尽量避免接触致敏物。

(2) 注意饮食调养，某些容易引起过敏的食物及辛辣食品，尽量少食或不食。受寒后容易过敏者，应注意防寒保暖。

(3) 患部不要搔抓过度，致皮肤破溃，以防继发感染。

三、银屑病

【概述】　银屑病是一种容易复发的，具有顽固特征性皮损的慢性鳞屑性皮肤病，又称"牛皮癣"。本病好发于青壮年，男性多于女性，有一定的遗传倾向，大多数冬季发病或加重，夏季减轻，久病患者与季节变化关系不明显。本病可发于全身各处，但以四肢伸侧，尤其是肘膝部多发；也可见于头皮、腰部、掌、指（趾）甲及黏膜。属中医学"松皮癣""白疕"范畴。

【临床表现】　本病皮损可散布全身，以四肢较多。顶部损害处毛发呈束状，但不脱落。皮损为米粒或绿豆大红色或暗红色斑丘疹，边缘清楚，可呈点滴状、银币状，也可扩大融合呈地图状，表面覆有多层银白色鳞屑，刮除鳞屑后，可见半透明薄膜，再刮之有点状出血，多伴瘙痒；若波及头皮时，基底部红肿，复有灰白色厚屑，头发簇集在一起呈束状，但不脱发；累及小关节时部分患者手掌起小脓疮，或关节疼痛变形，严重者周身皮肤灼红，大量脱屑。

【辨证分型】

(1) 血热风盛：银屑病初起，躯干及四肢头皮甚至面部散发红色斑丘疹，小如粟米，大如蚕豆。日久可以扩大成片，有的相互融合，此时颜色鲜红或肉红色，表面鳞屑不多，有"同形反应"，痒而不甚。全身症状可见咽干口渴，咽痛，大便干，尿黄，舌红苔黄或黄腻，脉弦滑。

(2) 风热夹湿：进行期及初步稳定期的寻常型银屑病，皮疹红或淡红，皮疹表面有鳞屑，而其周围有 2～5 毫米宽的淡红色晕或肿胀，舌胖淡红，苔白腻。

(3) 血虚风燥：稳定期，皮疹平扁淡红，表面干而脱屑，时有瘙痒。

(4) 血瘀风盛：银屑病的慢性状态，躯干四肢大小不等的斑块状损害，边界清，暗红，表面附有片状或碎片状鳞屑，病变久置而不动，常因疾病反复发作或是长久使用凉血解毒药致血凉凝滞，皮损呈斑块状。

【取穴】

(1) 处方：患处局部、风池、曲池、合谷、风市、血海、足三里、三阴交。

(2) 配穴：血热风盛者加大椎、膈俞、行间、风门；风热夹湿者加大椎、外关、阴陵泉；血虚风燥者加脾俞、足三里；血瘀风盛者加膈俞、风门（图 3-14 至图 3-19）。

【操作】 主穴每次选取 4～5 个。常规消毒后，用梅花针由病灶外向内、由轻渐重反复叩刺患处局部，直至皮肤微微渗血，皮肤平坦处可配合拔罐 5～10 分钟。余穴实证施以中度叩刺，虚证施以轻度叩刺，每穴叩刺 10～15 下，以皮肤潮红为度。隔日 1 次，10 次为 1 个疗程。

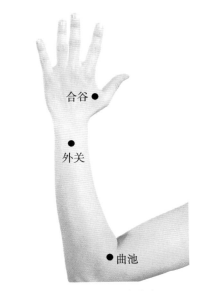

▲ 图 3-14　合谷、外关穴

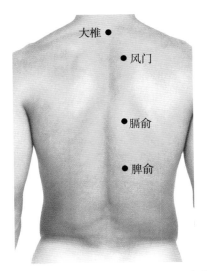

▲ 图 3-15　大椎、风门、膈俞、脾俞穴

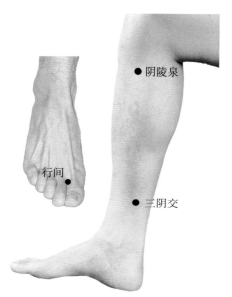

▲ 图 3-16 行间、阴陵泉、三阴交穴

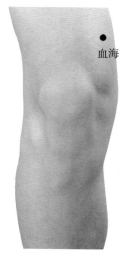

▲ 图 3-17 血海穴

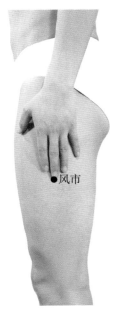

▲ 图 3-18　风市穴

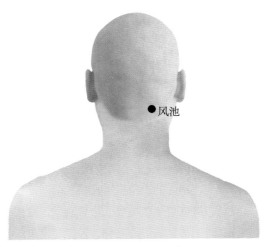

▲ 图 3-19　风池穴

【临床报道】 赵氏采用梅花针配合雄韭膏治疗牛皮癣32例。

治疗方法：①雄韭膏配制，研钵洗净，将韭叶与雄黄粉混合，捣至如泥，包于消毒纱布内备用。②梅花针叩刺，患处皮肤常规消毒，用梅花针由病灶外向内、由轻渐重反复进行叩刺，直至皮肤潮红停针，即以备好的雄韭膏纱布包在局部反复擦拭，每日1次，10次为1个疗程，休息1周，如有需要再开始第2个疗程。

治疗结果：痊愈，皮损恢复正常，瘙痒消失；显效，皮损范围缩小，苔藓样变明显减轻，瘙痒消失；好转，皮损和瘙痒好转；无效，治疗前后皮损无明显变化或加重，瘙痒减轻或无变化者。本组32例，经过3个疗程治疗后，痊愈15例，占46.88%；显效10例，占31.25%；好转5例，占15.62%；无效2例，占6.25%。有效率为93.75%。［赵万堂.梅花针配合雄韭膏治疗牛皮癣32例[J].中医外治杂志，2002，11（5）：15.］

【特别提示】

(1) 本病易复发，应注意了解与患病有关的诱因，预防本病的复发。

(2) 忌食辛辣香燥的羊肉、牛肉、鱼虾等，宜食清淡蔬菜水果。

(3) 避免紧张劳累，保持情绪稳定。

(4) 对于红皮病型患者，应采取综合疗法治疗，以免贻误病情。

四、扁平疣

【概述】 扁平疣是由人乳头状瘤病毒所致的一种发生于皮肤浅表的良性赘生物。多发于青年男女，好发于面部和手背处，尤以青春期前后女性为多，故也称青年扁平疣。属中医学"扁瘊"范畴。

【临床表现】 本病患者一般无自觉症状，偶有微痒。大多突然出现，皮损为米粒至绿豆或稍大的光滑扁平丘疹，呈圆形、椭圆形或多角形，质硬，正常皮色、淡红色或淡褐色，边界清楚，皮损常散在或密集分布，有的可融合，可因搔抓而自体接种，沿抓痕呈串珠状排列。病程呈慢性，可自行消退，消退前搔抓明显，愈后不佳。

【辨证分型】

(1) 风热毒蕴：突然发病，颜面部起扁平丘疹，表面光滑，如针头大或黄豆大，淡红色或正常肤色，自觉瘙痒，搔抓后可有新疣出现，舌边尖红苔薄黄，脉浮数。

(2) 肝气郁结：发病时间较长，皮损以手背及面颈以下部位为主，疣体颜色暗或紫褐，质略硬，长期不退，不痛不痒，很少有新疣出现，舌暗红或有瘀斑，苔薄白，脉弦。

【取穴】

(1) 处方：疣局部。

(2) 配穴：风热毒蕴者加大椎、肺俞、膈俞；肝气郁结者加肝俞、期门、太冲（图 3-20 至图 3-22）。

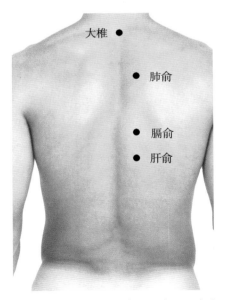

▲ 图 3-20　大椎、肺俞、膈俞、肝俞穴

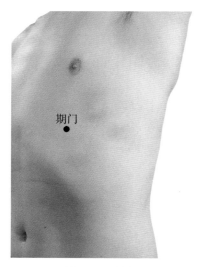

▲ 图 3-21　期门穴

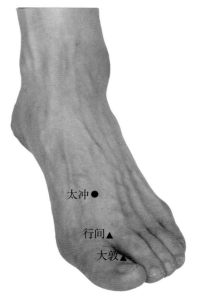

▲ 图 3-22　太冲穴

【操作】　常规消毒后，先叩打疣周围，以螺旋式叩打，从外向内至疣基底部，宜密刺。若疣数量较多时，要选择最早长出或体积最大者叩刺，不但叩打基底部，疣的顶端亦需叩刺，可刺破出血，这样可破坏疣体血液供应，从而使其枯萎脱落。扁平疣体及其基底部重刺激，其他部位中等刺激，后用火罐拔吸出血，出血量约2毫升，起罐后用干棉球擦干血迹。余穴施以中度叩刺，每穴叩刺20～30下，以局部微微渗血为度，可配合拔罐5～10分钟。每日或隔日1次，5次为1个疗程。

【临床报道】　石氏等采用梅花针配合中药面膜治疗扁平疣患者80例。

治疗方法：①梅花针，用温热水将皮损处洗净，再用酒精棉球消毒皮损处及周围皮肤，用梅花针循头面部经络走行方向用正刺法叩刺，以局部皮肤出现潮红为度。②中药面膜，取板蓝根、大青叶、马齿苋、木贼、红花、三棱、莪术、蝉蜕、苍耳子、香附研成细粉，过100目细筛，装罐备用。根据皮损部位大小，取40～100克药粉，用开水调成糊状，再将药糊敷于经梅花针叩刺过的皮损处，药厚约4毫米，然后用软塑料薄膜贴在药糊外，每次1小时。每日1次，10天为1个疗程，3个疗程后统计疗效，治疗期间不并用其他药物。

治疗结果：治愈，皮损完全消退，无新皮损出现，半年后随访无复发；显效，皮损消退2/3以上；有效，皮损消退2/3以下或皮损变平；无效，皮损无明显变化或有新皮损出现。治疗5～12天后皮损完全消退且无新出者16例，治疗13～24天后皮损完全消退者28例，治疗24～30天后疣体消退者18例，治疗3个疗程皮损消退2/3者10例，有效5例，无效3例。半年后随访仅有1例复发，较前为轻，治疗2个疗程获愈，总有效率为96.3%。[石瑜，吴志明.梅花针配合中药面膜治疗扁平疣80例[J].皮肤病与性病，1999，21（4）：27-28.]

【特别提示】

(1) 治疗期间应忌食辛辣、海味之品，饮食宜清淡。

(2) 注意不可搔抓，以免抓破后皮损加重。

(3) 配合中药面膜疗效更好。

五、带状疱疹

【概述】 带状疱疹是由水痘 – 带状疱疹病毒感染而引起的一种急性疱疹性皮肤病，多春秋季节发病。本病属中医学"缠腰火丹""蛇串疮"等范畴。

【临床表现】 本病好发于胸背、面、颈、腰腹部等，发病前常有轻度发热，疲倦乏力，全身不适，皮肤灼热疼痛等症状，也可无前驱症状直接发病，单侧发病，沿皮肤神经分布，排列成带状，刺痛，局部出现不规则红斑，随之在红斑上多生出粟粒至绿豆大成群皮疹，迅即变为水疱，疱壁紧张发亮，疱液澄清，疱群间皮肤正常。疱疹发生于三叉神经眼支者，可以发生结膜及角膜疱疹，导致角膜溃疡而引起失明；侵犯面神经和听神经时，出现耳郭及外耳道疱疹，可伴有耳及乳突深部疼痛、耳鸣、耳聋、面神经麻痹及舌前 1/3 味觉消失。皮疹消退后可留色素沉着。有些患者可在皮疹完全消退后仍遗留神经痛。

【辨证分型】

(1) 气滞血瘀：疼痛剧烈不得眠，舌质紫暗，苔薄白，脉弦细。

(2) 气虚血瘀：疼痛时重，喜按，舌淡苔薄白，脉细弱。

(3) 毒热交炽：疼痛持续，拒按，舌红苔黄，脉实。

【取穴】

(1) 处方：皮损局部。

(2) 配穴：气滞血瘀者加太冲、期门、膈俞；气虚血瘀者加脾俞、胃俞、膈俞；毒热交炽者加大椎、膈俞（图 3-23 至图 3-25）。

【操作】 疱疹局部皮肤常规消毒后，首先用梅花针叩刺，手法由轻到重，顺序从周围临界皮肤到疱疹集簇处，程度以皮肤出血、疱壁破裂为度。在确信患部皮肤全部叩击后，再在叩击处拔罐，吸出大量的水性分泌物和少量血液。留罐时间为 5～10 分钟。如果患处皮肤面积大，则在第一遍拔罐未能覆盖处进行第二遍拔罐，直至遍及患部，不得遗漏。

其他穴位施以中等强度叩刺，后可用闪火法进行拔罐，留罐 5～10 分钟，再用消毒干棉球擦拭患部皮肤，局部涂抹龙胆紫溶液即可。隔日治疗 1 次，5 次为 1 个疗程。

【临床报道】　周氏采用梅花针配合拔罐治疗带状疱疹患者 43 例。

治疗方法：疱疹局部皮肤常规消毒后，首先用梅花针叩击，手法由轻到重，顺序从周围临界皮肤到疱疹集簇处，程度以皮肤出血、疱壁破裂为度。在确信患部皮肤全部叩击后，再在叩击处拔罐，吸出大量水性分泌物和少量血液，留罐时间为 3～5 分钟。如果患者皮肤面积大，则在第一遍拔罐未能覆盖处进行第二遍拔罐，直至遍及患部，不得遗漏。操作完毕后，用消毒干棉球擦拭患部皮肤，再局部涂抹龙胆紫溶液即可。隔日治疗 1 次。

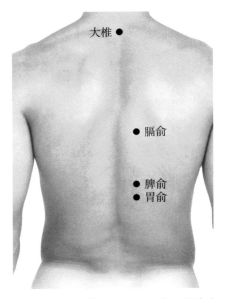

▲ 图 3-23　**大椎、膈俞、脾俞、胃俞穴**

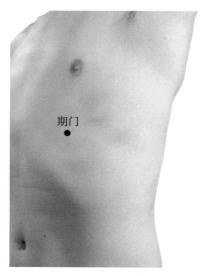

▲ 图 3-24　期门穴

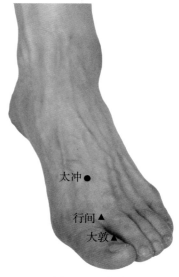

▲ 图 3-25　太冲穴

治疗结果：根据《中医病证诊断疗效标准》评定疗效，43 例全部获愈，即皮疹消退，临床体征消失，无后遗神经痛。其中经治疗 1 次而愈者 32 例，2 次而愈者 11 例。

典型病例：陈某，男，34 岁，工人，1986 年 5 月初诊。自述 3 天前始觉左侧腰肋部疼痛，且疼痛部位皮肤发红。近 2 天来时觉阵发性剧烈抽搐痛，患部皮肤出现红点及水疱，遂来本院诊治。检查：左侧腰肋部见有密集的丘疹，中部分布一簇绿豆大的水疱，基底鲜红，呈带状分布。舌质红，苔腻，脉弦数。诊断为带状疱疹。治拟上述梅花针配合拔火罐，治疗 1 次起罐后。患者即觉疼痛顿消。隔日复诊，患部均已结痂，诸症消失而愈。1 个月后随访未复发。[周义贵 . 梅花针配合拔罐治疗带状疱疹 43 例 [J]. 浙江中医杂志，2002（10）：432.]

【特别提示】

(1) 多休息，给予易消化的食物和充足的水分。

(2) 皮损严重者，应注意防止感染，并采取中西医结合疗法治疗，效果更佳。

(3) 老年重证患者，尤其发生在头面部的带状疱疹，最好住院治疗，以防并发症的发生。

(4) 预防继发细菌感染，不要摩擦患处，避免水疱破裂。可外用中草药或乳酸依沙吖啶溶液湿敷，促使水疱干燥、结痂。

附：带状疱疹后遗神经痛

【概述】　带状疱疹后遗神经痛是带状疱疹皮损完全消退后，皮损部位遗留的烧灼样刺痛，多发于老年人，可持续数月至数年，缠绵不愈，顽固难除。

【临床表现】　瘢痕部位的皮肤表面感觉低下；疼痛性质表现为皮下针刺样、电击样疼痛，皮肤表面烧灼样、紧缩样感，反复发作，缠绵不愈；感觉过敏，非疼痛性刺激也可引起疼痛。

【辨证分型】　参考带状疱疹分型。

【取穴】 皮肤瘢痕或色素沉着区、神经疼痛分布区。

【操作】 局部常规消毒后，用梅花针沿病损皮肤瘢痕或色素沉着区、神经疼痛分布区，用重度刺激手法，均匀叩击至局部皮肤发红，以轻微出血为度，然后沿叩刺部位拔火罐若干，5～8分钟后起罐，再次常规消毒。隔日1次，与围刺间隔进行，5次为1个疗程。

【临床报道】 李氏采用药物注射及梅花针叩刺拔罐综合疗法治疗带状疱疹后遗神经痛患者56例。

治疗方法：①药物注射。2%利多卡因2～4毫升、地塞米松5毫克、维生素 B_1 100毫克、维生素 B_{12} 2毫升、0.9%氯化钠注射液10毫升等。沿神经疼痛走窜区域或色素沉着区或皮肤瘢痕区选数点，由周围向中央斜刺，每处注射混合液1～2毫升，隔2日1次，5次为1个疗程。②叩刺拔罐。局部常规消毒后，用梅花针沿病损皮肤瘢痕或色素沉着区、神经疼痛分布区，用重度刺激手法均匀叩击至局部皮肤发红，以轻微出血为度，然后依次循叩刺部位拔火罐若干，5～10分钟后起罐，再次常规消毒。隔日1次，与围刺间隔进行，5次为1个疗程。

治疗结果：根据国家中医药管理局颁布实施的《中医病证诊断疗效标准》拟定。治愈，疼痛消失，无疼痛后遗症；好转，疼痛明显减轻；无效，疼痛无缓解。痊愈26例，占46.4%；好转27例，占48.2%；无效3例，占5.4%。总有效率94.6%。

典型病例：患者，女，52岁，2000年4月就诊。患者于1998年10月突发左侧胸背部疼痛，2天后疼痛部位出现簇集的红斑、水疱，呈带状分布，从背部延至左侧胸部，在本院诊断为带状疱疹，给予阿昔洛韦等药物治疗1个月后，皮损消失，患处遗留大小不等的瘢痕，疼痛一直未减。又经口服维生素 B_1、吲哚美辛（消炎痛）等药物，疼痛无明显好转，遂来我科就诊。查局部疼痛、瘙痒、拒按，舌红苔白腻，脉滑。依上法行药物注射1次，又经叩刺拔罐后，疼痛大减，治疗5次告愈。[李国忠.综合疗法治疗带状疱疹后遗神经痛56例[J].中国民间疗法，2007，15（1）：49-50.]

【特别提示】

(1) 保持患者皮肤清洁，给予宽松的棉质衣服，防止衣物摩擦，勤换衣服。患者用过的衣物及时清洗，保持床铺清洁柔软无渣屑。修剪患者指甲，避免抓破皮肤，防止感染。

(2) 指导患者多食高蛋白、高热量，富含维生素及易消化的食物，多食新鲜蔬菜和水果，禁食辛辣、海鲜及刺激性的食物，戒烟酒，注意饮食搭配合理，保持营养平衡。

(3) 恢复期患处分泌物或疱疹形成的痂应尽量使其自行脱落。

六、斑秃

【概述】　斑秃，是指头皮部毛发突然发生斑状脱落的疾病，严重者头发可全部脱落。中医学称为"头风"，俗称"鬼剃头"。

【临床表现】　局限性斑状脱发，骤然发生，经过徐缓，其特点为病变处头皮正常，无炎症，无自觉症状，常于无意中发现，头部有圆形或椭圆形脱发斑，秃发区边缘头发较松，很易拔出，斑秃的病程可持续数月至数年，常反复发作。斑秃中有 5%～10% 的病例在数天内或数月内头发全部脱光而成为全秃，少数严重患者可累及眉毛、胡须、腋毛、阴毛等，全部脱光称普秃。临床上依病情发展状况，可分为三期。①进行期：毛发、皮肤损害范围日渐扩大，斑秃区周边外观正常的皮肤处，毛发疏松易抓落。②静止期：一般经 3～4 个月，斑秃可停止发展，并可长期保持原状，秃发区周缘毛发附着相当坚牢。③恢复期：脱发区开始生长毛发。无论是哪一期的患者，多数无任何自觉症状，部分患者可有头晕、发痒、腰痛、耳鸣、眼花等症状。医生检查时可发现少数早期患者在秃发区可见红斑与浮肿，毛囊口清楚可见。

【辨证分型】

(1) 血虚风燥：头发成片脱落，脱发时间较短，伴有不同程度的痒感，头昏，失眠，舌苔薄白，脉细弱。

(2) 气滞血瘀：头发成片脱落，起病突然，病程较长或伴有头痛，胸胁疼痛，心烦易怒，舌色暗红或舌有瘀斑，脉沉等。

(3) 肝肾不足：病程较长，多伴有头晕，失眠，耳鸣，目眩，腰膝酸软，舌淡苔薄，脉细。

(4) 气血两虚：病程长久，兼见头晕眼花，疲倦乏力，心悸失眠，饮食不振，自汗，舌淡苔白，脉细或脉虚无力。

【取穴】

(1) 处方：斑秃局部生发穴（风池与风府连线的中点）。

(2) 配穴：血虚风燥者加风池、脾俞、足三里；气滞血瘀者加膈俞、肝俞、太冲；肝肾不足者加太溪、肝俞、肾俞（图 3-26 至图 3-29）。

【操作】 常规消毒后，用梅花针轻度叩打落发区，落针均匀，从落发区边缘开始，呈螺旋状向中心叩打，然后再从未脱发区向脱发区中心叩打，叩刺 3～5 分钟，以皮肤发红或出现散在出血点为度，将血迹擦干净，再用鲜生姜片擦拭。余穴实证施以中度刺激，虚证施以轻度刺激，每穴叩打 10～15 下，以皮肤潮红为度。隔日 1 次，10 次为 1 个疗程，疗程间隔 3～5 天。

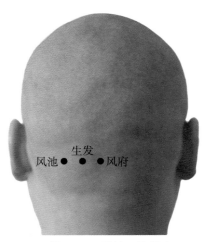

▲ 图 3-26 风池、生发穴

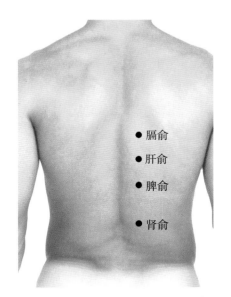

▲ 图 3-27　膈俞、肝俞、脾俞、肾俞穴

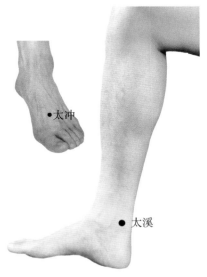

▲ 图 3-28　太冲、太溪穴

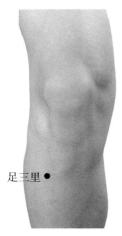

足三里 ●

▲ 图 3-29　足三里穴

【临床报道】 张氏采用梅花针叩刺治疗斑秃患者 20 例。

治疗方法：先将针具高压消毒 15 分钟备用，操作时局部皮肤常规消毒，用梅花针轻轻叩打患处，以皮肤轻微出血为度（以小点状出血为佳），然后以消毒干棉球将血擦净，再用紫外线局部照射 18 秒以防感染。最后嘱患者回家后即刻用鲜姜片擦拭患处，每日擦 2～3 次，每周叩打 2 次，8 次为 1 个疗程。

治疗结果：痊愈，斑秃处长出黑而密的头发。显效，斑秃处长出的头发黄而稀疏。无效，治疗前与治疗后无变化。20 例患者中痊愈 15 例，显效 4 例，无效 1 例，总有效率 95%。

典型病例：患者，女，57 岁，工人。主因头顶部两块脱发而就诊。两块病变分别为 3 厘米 ×4 厘米和 2 厘米 ×3 厘米大小。患者自述局部常有瘙痒感，余无其他症状，已 1 年余，多家医院诊断为斑秃，经口服生发胶囊，外用多种药物，均无任何疗效，经按上述方法治疗 2 个疗程，斑秃处长出黑而密的头发。随访 1 年未见复发。[张小芳.梅花针叩刺治疗斑秃 20 例体会 [J]. 河北医药，2002，24（9）：717.]

【特别提示】

(1) 注意合理饮食。脱发者宜多食用富含蛋白质和钙、铁、硫等多种微量元素的食物，如黑豆、黑芝麻、蛋等，限制油腻、糖类和辛辣刺激性食物。

(2) 保持心理健康，消除精神压抑感。精神状态不稳定，每天焦虑不安会导致脱发，压抑的程度越深，脱发的速度也越快。

(3) 避免过多的人为刺激，染发、烫发和吹风等处理对头发都会造成一定的损害。

(4) 洗发的水温不宜过高，应在 40℃左右。洗发的同时应边搓边按摩，既能保持头皮清洁，又能使头皮活血。不用脱脂性强或碱性洗发剂，不用尼龙梳子和头刷。

(5) 养成良好的生活习惯，不吸烟，不酗酒。

七、腱鞘囊肿

【概述】　腱鞘囊肿，是指发生于关节部腱鞘内的囊性肿物，内含有无色透明或橙色、淡黄色的浓稠黏液，多发于腕背和足背部。患者多为青壮年，女性多见。本病属中医学“筋结”“筋瘤”范畴。

【临床表现】　主要症状为肿块，很少有疼痛。肿块生长缓慢，呈圆形，大小不一，一般不超过 2 厘米，质软，表面光滑，与皮肤无粘连，基底较固定。当囊肿发生在腕管或小鱼际时，可压迫正中神经或尺神经，引起感觉障碍或肌肉萎缩。因囊内液体充盈，张力较大，扪之如硬柠檬皮样实质性感觉。囊颈较小者，略可推动；囊颈较大者，则不易推动，易误为骨性包块。重压包块有酸胀痛。

【辨证分型】　皮肤针治疗不分型。

【取穴】　处方：阿是穴。

【操作】　常规消毒后，用皮肤针从囊肿中央由内向外环行叩刺，以重度叩刺为宜，至皮肤发红并见点状出血为止，可加温和灸治疗。隔日 1 次，5 次为 1 个疗程。

【临床报道】 许氏采用梅花针为主治疗膝鞘囊肿患者 30 例。

治疗方法：取囊肿部位四周，一般选 5～10 个点。将囊肿周围皮肤常规消毒，选 0.5 寸毫针沿囊肿斜刺，将囊肿控制在针刺之下，再用梅花针敲打刺激囊肿 30 分钟，敲刺力量由弱变强，频率由慢变快，直至囊肿部位慢慢渗出米黄色颗粒状物。每天 1 次，10 次为 1 个疗程。4 个疗程后统计疗效。

治疗结果：囊肿消失，无任何不良反应及后遗症，能正常生活和工作为临床治愈，计 23 例，占 76.7%。治疗后，囊肿范围缩小，无疼痛不适为好转，计 7 例，占 23.3%。其中 2 个疗程治愈 9 例，3 个疗程治愈 8 例，4 个疗程治愈 6 例。经随访，治愈的患者大部分未复发。[许世萍．梅花针为主治疗膝鞘囊肿 30 例 [J]. 中国针灸，2003，23（5）：305.]

【特别提示】

(1) 少数囊肿能自愈并不再复发，但多数囊肿继续存在，需要进行治疗。

(2) 减少冷水对患部的刺激，避免手足疲劳。

八、神经性皮炎

【概述】 神经性皮炎，是一种皮肤神经功能失调所致的肥厚性皮肤病，又称"慢性单纯性苔藓"，以皮肤革化和阵发性剧痒为特征，多见于成年人。本病属中医学"顽癣""牛皮癣""摄领疮"等范畴。

【临床表现】 本病呈慢性过程，以局部瘙痒，皮肤增厚，皮沟加深和多角形丘疹为特征。好发于颈、额部，其次为尾骶、肘、膝关节屈侧，也可见于腰背、两髋、外阴、肛周、腹股沟及四肢等处。本病多呈对称分布，也可沿皮肤皱褶或皮神经分布而呈线状排列。初发时仅有瘙痒感，无原发皮损，由于搔抓及摩擦，皮肤逐渐出现有聚集倾向粟粒至绿豆大小的扁平丘疹，圆形或多角形，坚硬而有光泽，呈淡红色或正常皮色，散在分布。因有阵发性剧痒，患者经常搔抓，丘疹逐渐增多，日久则融合成片，肥厚、苔藓样变，表现为皮纹加深，皮嵴隆起，皮损变为暗褐色，干燥，有细碎脱屑。自觉症状为阵发性剧痒，夜晚尤甚，影响睡眠，情绪波动时瘙痒亦随之加剧。

【辨证分型】

(1) 风湿热证：初起多为皮肤间歇性瘙痒，以后则出现扁平的类圆形或多角形坚实丘疹，密集成群，部分搔抓后有湿润或结血痂，舌质稍红，苔薄黄，脉濡数。

(2) 血虚风袭：日久丘疹融合扩大成片，皮疹干燥肥厚，呈席纹状，称苔藓样变或革化。阵发性剧痒难忍，入夜或情绪波动时，瘙痒更剧，伴心悸失眠，神疲乏力，舌质淡，苔白，脉细弱。

【取穴】

(1) 处方：患处皮肤夹脊穴。

(2) 配穴：风湿热者加风池、大椎、阴陵泉；血虚风袭者加风池、脾俞、胃俞、三阴交（图 3-30 至图 3-32）。

【操作】　头面颈部选用颈部夹脊穴，上肢部选用颈至胸夹脊穴，下肢部选用腰骶夹脊穴。常规消毒后，从皮炎区正常皮肤开始，围绕患部四周中等密刺，然后在皮炎患部从边缘向中心密刺重叩，要求刺透皮层，以稍微渗血为度，然后在选定的夹脊穴处以中等程度叩刺 3~4 遍。

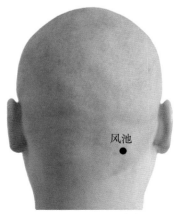

▲ 图 3-30　风池穴

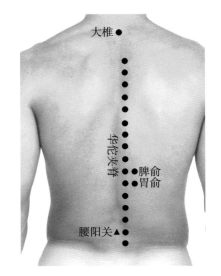

▲ 图 3-31　大椎、夹脊、脾俞、胃俞穴

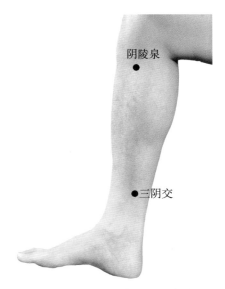

▲ 图 3-32　阴陵泉、三阴交穴

患处皮肤及夹脊穴可配合拔罐,留罐 5～8 分钟。余穴实证施以中度叩刺,虚证施以轻度叩刺,每穴叩刺 10～15 下,以皮肤潮红为度。隔日 1 次,10 次为 1 个疗程。病情重者,可连续治疗数天,每日 1 次。

【临床报道】 屈氏等采用梅花针为主联合艾灸、拔罐法治疗神经性皮炎患者 46 例。

治疗方法:①梅花针叩刺法,常规消毒后,用梅花针中等刺激手法叩刺,叩刺速度要均匀,针尖起落方向要垂直,以患者感觉微痛、叩刺部位皮肤潮红并有轻度出血点为宜。②艾条悬灸法,将艾条点燃后,在叩刺过的部位均匀悬灸,以患者有微热感、病变部位潮红为宜,每处灸 5～7 分钟。③拔火罐法,在艾条悬灸过的部位用闪火法拔罐,并留罐 7～15 分钟。以上各法每天治疗 1 次,10 次为 1 个疗程。并观察疗效。

治疗结果:按照中华人民共和国中医药行业标准《中医内科病证诊断疗效标准》(ZY/T001.1—1994)中神经性皮炎的疗效判定标准。治愈,皮损及症状全部消失,或残留色素沉着;好转,皮损较前变薄,落屑减少,自觉瘙痒减轻或皮损消退 30% 以上;未愈,皮损依然如故,或消退不足 30%,自觉症状无明显改善。46 例患者中治愈 39 例,占 84.79%;好转 5 例,占 10.87%;未愈 2 例,占 4.35%。

典型病例:张某,女,64 岁,干部。来诊时自述从 7 天前开始,颈部后侧皮肤瘙痒,夜间加重,心烦,眠差,口渴喜饮冷。检查发现颈部后侧发际处有一块约 4 厘米 × 5 厘米的皮损区,皮肤灰白,肥厚粗糙,诊断为神经性皮炎,用上法治疗 1 次后,夜间皮肤瘙痒明显减轻,治疗 5 次后痊愈。[屈云,徐立玉. 梅花针为主治疗神经性皮炎 [J]. 中医外科杂志,2004,13(6):48.]

【特别提示】

(1) 患者忌食辛辣、酒酪、鱼腥发物。

(2) 本病患者禁止搔抓及热水烫洗,避免硬质衣物摩擦。

(3) 应避免精神刺激,保持情绪稳定。

九、白癜风

【概述】 白癜风，是指由原发性皮肤脱色性病变而形成的局限性或泛发性白色斑片的一种皮肤病。本病可发生于身体的任何部位，各种年龄均可发病。属中医学"白驳风""斑白"范畴。

【临床表现】 本病为慢性过程，表现为单侧或对称或沿神经走行呈带状分布、大小不等、形态各异的白色或乳白色斑点或斑片，皮损边界清楚，逐渐扩大，周边色素反见增加，患处毛发也可变白。患处皮肤光滑，无脱屑、萎缩等变化，有的皮损中心可出现色素岛状褐色斑点。

【辨证分型】

(1) 气滞血瘀：临床表现为皮肤白斑，或有气郁不舒，心烦不安，舌淡或有瘀点，苔薄白，脉缓。

(2) 肝肾阴虚：临床表现为皮肤白斑，伴倦怠乏力，腰膝酸软，或五心烦热，舌质红，苔少，脉沉细。

【取穴】

(1) 处方：患处皮肤。

(2) 配穴：气滞血瘀者加肝俞、膈俞；肝肾阴虚者加肝俞、肾俞、太溪（图 3-33 和图 3-34）。

【操作】 常规消毒患处皮肤表面，从距白斑周围 2～3 厘米健康皮肤处，以螺旋状向心性中度叩打，直至白斑中央，叩至癣面潮红渗血为止，最后用酒精棉球擦净血迹。隔日治疗 1 次，10 次为 1 个疗程，未愈者间隔 3～5 日再行第 2 个疗程，直至痊愈。

【临床报道】 孟氏采用皮肤针叩刺联合 2.5% 氟尿嘧啶（5-Fu）软膏外搽法治疗白癜风患者 52 例，对照组采用按摩联合 2.5% 5-Fu 软膏外搽法治疗 25 例。

治疗方法：治疗组局部皮损处常规消毒后，用皮肤针以中度力量快速叩刺，频率为每分钟 60 次，以皮损处出血如露珠为度，擦去渗血后，

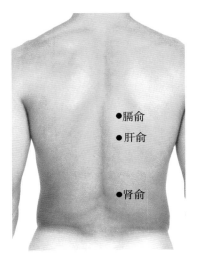

▲ 图 3-33 膈俞、肝俞、肾俞穴

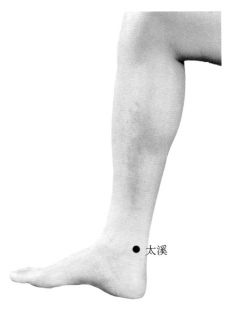

▲ 图 3-34 太溪穴

再用 2.5% 5-Fu 软膏外搽。每周 2 次，8 次为 1 个疗程。对照组每日先按摩局部皮损处，再搽 2.5% 5-Fu 软膏，每日 2 次。两组均以 4 周为 1 个疗程，治疗期间停止其他治疗。

治疗结果：国家中医药管理局 1994 年颁布的《中医病证诊断疗效标准》。治愈，皮损消失，肤色恢复正常；好转，30% 以上皮损呈正常皮色或脱色，有色素点生成；未愈，皮损颜色无明显变化。治疗组痊愈 6 例，占 23.08%；好转 17 例，占 65.38%；无效 3 例，占 11.54%。总有效率为 88.46%。对照组痊愈 2 例，占 7.69%；好转 11 例，占 42.31%；无效 12 例，占 46.15%。总有效率 53.85%。经统计学处理，两组治愈率及总有效率有显著性差异（$P < 0.01$），治疗组疗效明显优于对照组。

典型病例：李某，女，24 岁，教师，1996 年 4 月就诊。患者 1 年半前左额部、左前手臂伸侧及手背陆续出现 3 个绿豆至蚕豆大小的白斑，且不断扩大。就诊时，左额部 3.6 厘米 ×2.5 厘米，左前臂伸侧 3 厘米 ×3 厘米，手背 2 厘米 ×1.8 厘米，边境清晰，无痛痒。经治疗疗效不显。诊断为白癜风，给予皮肤针叩刺，再用 2.5% 5-Fu 软膏涂敷左前额及手臂伸侧，2 周后该部出现较多黑色素点，4 周后白斑消失。手背处皮损未用皮肤针叩刺，单纯用 2.5% 5-Fu 软膏外搽，4 周后有少许色素点生成，自身对照亦有区别，半年后复诊，左额部、左前臂处皮损肤色如常，手背处仍有星状白斑。[孟宁 . 针药并用治疗白癜风 52 例 [J]. 中医外科杂志，2000，9（6）：40.]

【特别提示】

(1) 白癜风患者尽量避免汗后阳光暴晒、受风，可进行适当的日光浴及理疗，要注意光照的强度和时间，避免晒伤。

(2) 不吃或少吃辛辣等刺激性的发物，如海鲜（虾、蟹、无鳞的鱼等）、猪头肉、羊肉、白酒、鸡、鸭、鹅、葱、姜、蒜、辣椒等；多吃富含维生素 C 的蔬菜、水果及豆类产品。

十、湿疹

【概述】　湿疹，是皮肤科一种常见的过敏性炎症性反应，临床上表现为多形性皮疹，呈对称性分布，瘙痒剧烈，易复发和转变成慢性。湿疹常见于过敏性体质的人，这说明有遗传因素的作用。湿疹的发生与第Ⅳ型变态反应有关，过敏原可来自于体外，也可产生于体内。心理或情绪因素在其发病中也起着重要的作用。属中医学"湿疮"范畴。

【临床表现】

(1) 急性湿疹：可发生于身体的任何部位，常见于头、面、耳后、乳房、四肢远端及阴部等处，常对称分布。损害呈多形性。皮肤上先出现多数密集的点状红斑及粟粒大小的丘疹和丘疱疹（丘疹基底潮红，有轻度浮肿），并且很快变成小水疱，疱破后形成点状糜烂并结痂。自觉症状为剧烈瘙痒，有灼痛，常因搔抓或热水洗烫造成糜烂进一步向周围扩散，使皮损境界不清。若处理得当，炎症减轻，出现脱屑，皮疹可在2～3周内消退；若处理不当，病程延长，易发展为亚急性和慢性湿疹。

(2) 亚急性湿疹：介于急性和慢性湿疹之间的过渡状态，当急性湿疹的红肿、渗出等急性炎症减轻后，病变有小丘疹，兼有少数丘疱疹、小水疱、轻度糜烂、结痂及鳞屑等，痒感仍剧烈。处理得当，数周内可痊愈，否则易发展成慢性湿疹或再次急性发作。

(3) 慢性湿疹：多由急性和亚急性湿疹转化而来。损害呈慢性炎症。患部皮肤肥厚，皮疹表现为暗红色，表面粗糙有脱屑、结痂，出现苔藓化和皲裂，有色素沉着、抓痕、点状渗出、血痂及鳞屑等。皮损多较局限，瘙痒较剧或呈阵发性，遇热或入睡时瘙痒尤为严重。病程迁延不愈，可迁延数月或数年。

【辨证分型】

(1) 湿热俱盛：起病急，初期皮肤潮红，很快出现散在或密集的红丘疹、水疱，瘙痒剧烈，抓后局部糜烂、渗出、结痂，伴口干喜饮，心中烦热，小便黄赤，舌质红，苔薄黄或黄腻，脉弦数。

(2) 脾湿偏重：起病稍缓，全身散在较多丘疱疹、水疱并可出现糜烂，渗出较多，夜晚痒甚，伴胸闷，纳差，大便溏，舌苔白腻、微黄，脉弦缓。

(3) 风热夹湿：皮疹好发于颜面、耳周、上臂、颈部，皮疹为散在或密集红斑、丘疹，局部皮肤潮红或糜烂、渗出，痒剧，伴口渴，心中烦热，小便黄赤，舌质红，苔薄黄，脉浮数。

(4) 血热俱盛：全身或半身散在或簇集成片的红丘疹，瘙痒较甚，抓破溢血，伴口干喜饮，心中烦躁，舌红赤，苔薄黄，脉弦滑。

(5) 阴虚血燥：皮损局限、肥厚、干燥、脱屑，多发于四肢，为淡红色或浅红色斑丘疹，或表现为苔藓样损害，夜间痒，伴咽干口燥，口渴不多饮，或手足心热，舌红，少苔，脉细数。

【取穴】

(1) 处方：血海、风市、三阴交。

(2) 配穴：湿热俱盛者加曲池、阴陵泉、内庭；脾湿偏重者加阴陵泉、脾俞；风热夹湿者加风池、大椎、复溜；血热俱盛者加大椎、膈俞；阴虚血燥者加脾俞、肝俞、足三里、太溪（图 3-35 至图 3-38）。

【操作】 常规消毒后，实证施以中度叩刺，虚证施以轻度叩刺，以局部微微渗血为度，大椎、膈俞可加拔罐，出血量为 1～2 毫升，隔日 1 次，5 次为 1 个疗程。有渗出者用地榆、马齿苋、蒲公英、苍术各 20 克，煎水涂搽患处，每日 8～10 次。局部干结则停用。

【临床报道】 王氏等采用梅花针与中药辨证施治治疗湿疹患者 100 例。

(1) 湿疹型（湿热并重）：初起多由四肢或某一局部发生对称性皮肤潮红，肿胀，且境界不清，继而出现密集成片的粟米状丘疹或水疱，瘙痒剧烈，常因搔抓而浸润成片，逐渐蔓延全身，形成糜烂，结痂常伴有便秘或腹泻。小便短赤，咽干而不渴，舌质淡红，苔黄腻，脉滑数。治以散风清热除湿。针刺百会、环跳、阳陵泉、曲池、解溪、阿是穴，用强刺激手法，留针 30 分钟。并根据湿疹大小，在其下方用梅花针叩

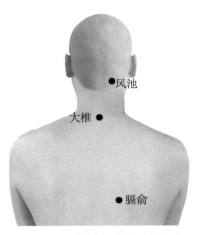

▲ 图 3-35　风池、大椎、膈俞穴

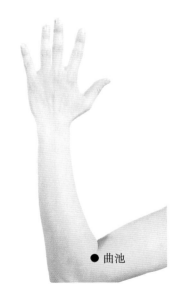

▲ 图 3-36　曲池穴

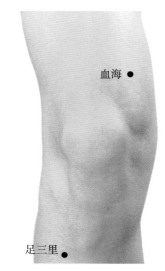

▲ 图 3-37　血海、足三里穴

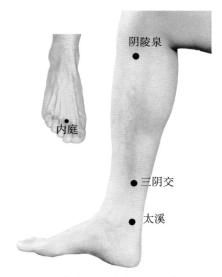

▲ 图 3-38　内庭、阴陵泉、三阴交、太溪穴

打同一经络，至微微渗血为止。针刺每日 1 次，梅花针叩打交替位置，隔日 1 次，7 天为 1 个疗程。另用消风汤加减，生地黄、苍术、牛蒡子、黄柏、玄参、白鲜皮各 10 克，荆芥、防风、苦参、当归、白芷、蝉蜕、大青叶各 15 克，服药 3 剂后，随症加减。与针刺治疗同步进行。

(2) 热重于湿型（即湿热之中以热为主）：发病急，病程短，身热口渴，心烦，大便秘结，小溲短赤，局部皮损初起为皮肤潮红，状如云片涂丹，烦热，轻度肿胀，继而粟疹成片或水疱密集，渗液流津，瘙痒无休，搔抓后有痛感，舌质红，舌苔黄腻，脉弦数洪大。治宜清热利湿，佐以凉血。针刺大椎、环跳、血海、肩髃、悬钟、阿是穴，用强刺激手法，留针 30 分钟，再用梅花针以上述方法叩打。另用龙胆泻肝汤加减，龙胆草、栀子各 10 克，黄连 20 克，黄芩、泽泻、连翘各 15 克，生地黄 25 克，生甘草 5 克，用 3 剂后，随症加减，针药合用。

(3) 湿重于热型（湿热之中以湿为主）：多由前型迁延而成，或反复发作，病程日久缠绵不愈，时轻时重。全身多无明显症状，偶见便溏溲清，舌质淡，周边有断痕，苔白腻，脉沉缓，局部皮损增厚变粗，有抓痕及搔之皮屑，色暗褐，渗液较少或无渗液，顽固瘙痒，抓后无痛感。治宜健脾利湿，佐以清热。针刺肩髃、合谷、血海、风市、下巨虚、丘墟、阿是穴，强刺激手法，留针 30 分钟。用梅花针以上述方法叩打，7 天为 1 个疗程。另用五苓散加减，陈皮 10 克，厚朴、薏苡仁、白术、车前子、猪苓、枳壳、泽泻、黄柏、茯苓各 15 克，服 3 剂后随症加减。针药同用。

治疗结果：痊愈 44.0%，显效 31.0%，有效 20%。总有效率为 95%。[王丽娟，周丽波，沈仲秋 . 梅花针与中药治疗湿疹 100 例 [J]. 针灸临床杂志，2001，17（5）：15.]

【特别提示】

(1) 忌食海鲜及辛辣等刺激性的食物，饮食宜清淡。

(2) 避免有刺激性的物质接触皮肤，不要用碱性肥皂洗患处，也不要用过烫的水洗患处，不要涂化妆品或任何油脂。

(3) 室温不宜过高，否则会使湿疹痒感加重。衣服要穿得宽松些，以全棉织品为好。

十一、脂溢性皮炎

【**概述**】 脂溢性皮炎，是指发生于皮脂溢出部位的一种慢性皮肤炎症，又叫"脂溢性湿疹"，为核黄素缺乏引起。通常自头部开始向下蔓延至其他脂溢部位，伴有不同程度的瘙痒，成年人及新生儿多见。本病常局限或开始于头皮，重者可扩散到面部、耳后、腋窝、上胸、肩胛部、脐窝、耻骨部及腹股沟，以多皮脂、多毛、多汗部位易发病。本病属中医学"白屑风""面游风"范畴，发生于头部者称"白屑风"，延及颜面者称为"面游风"。

【**临床表现**】 脂溢性皮炎常见于皮脂腺分泌比较旺盛的青年人及成年患者，好发于皮脂腺分布较丰富的部位，损害倾向于呈褐色或淡黄红色斑片，边界清楚，上有油腻性鳞屑或结痂。由于部位和损害的轻重不同，临床表现亦有区别。

(1) 头皮：开始为大片灰白色糠秕状或油腻性鳞屑性斑片，以后逐渐扩展融合成边界清楚的大斑片，严重者全头皮均覆有油腻性臭味厚痂并有脱发。

(2) 面、耳、耳后及颈：常由头皮蔓延而来，为黄红色或油腻性鳞屑性斑疹。

(3) 胡须：有两种类型，一是毛囊口轻度红肿、发炎，伴小的淡褐色结痂，即"须疮"，顽固难治。另一种为播散性红色、油腻性鳞屑，脓疮形成较深，累及整个毛囊。

(4) 躯干：初为小的红褐色毛囊丘疹伴油腻性鳞屑，后渐成中央为细糠状鳞屑，边缘有暗红色丘疹及大的油腻性鳞屑的环状斑片，多发于前胸及肩胛骨间。

(5) 皱褶部：多见于肥胖的中年人，皮损以播散性摩擦性红斑形式存在，红斑边界清楚，上有油腻性鳞屑。

(6) 四肢：损害表现为湿疹性斑片。

(7) 婴儿：表现为红斑、鳞屑，呈圆形或椭圆形，边界清楚。

【辨证分型】

(1) 风热血燥：以皮肤粗糙、脱屑为主。

(2) 肠胃湿热：以油腻性脱屑为主。

【取穴】

(1) 处方：背部夹脊穴（双侧）、背俞穴（大杼至白环俞）、合谷、血海、三阴交。

(2) 配穴：风热血燥者加风池、曲池；肠胃湿热者加中脘、天枢、阴陵泉（图 3-39 至图 3-44）。

【操作】　常规消毒后，用皮肤针中度叩刺背部夹脊穴、背俞穴5～6 遍，至局部皮肤微微渗血，后加拔罐5～8 分钟，擦干血迹即可。余穴用中度叩刺法每穴叩刺20～30 下，以皮肤潮红为度。隔日 1 次，5 次为 1 个疗程。

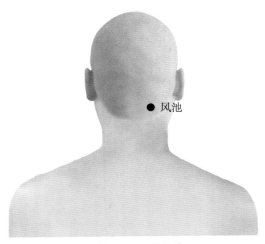

▲ 图 3-39　风池穴

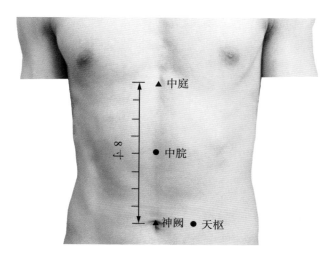

▲ 图 3-40　中脘、天枢穴

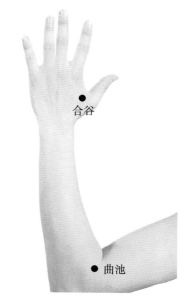

▲ 图 3-41　合谷、曲池穴

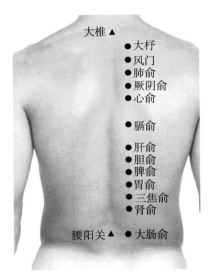

▲ 图 3-42　部分背俞穴

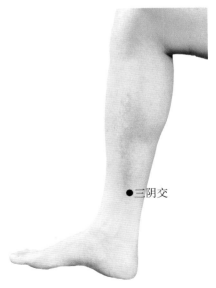

▲ 图 3-43　三阴交穴

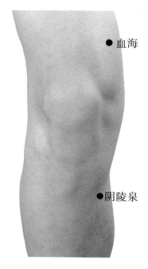

● 血海

●阴陵泉

▲ 图3-44　血海、阴陵泉穴

【临床报道】 刘氏采用梅花针叩刺方法治疗脂溢性皮炎患者50例。

治疗方法：嘱患者俯卧位，裸露背部患处，常规消毒后用梅花针叩刺患处，使皮肤略红、微微出血即可，术后局部避免着水。每天治疗1次，7天为1个疗程，疗程间休息7天。

治疗结果：显效，皮损消退，瘙痒消失，随访2年无复发，计26例，占52.0%。有效，皮损、瘙痒均减轻，随访2年无加重，24例，占48.0%。无效，病情无明显改善，计0例。总有效率100%。本组病例治疗时间最短为2个疗程，最长为6个疗程。

典型病例：李某，男，39岁，干部，于2004年1月3日就诊。主诉：背部脂溢性皮炎10年，经多方治疗，病情无改善。查：背部可见多个大小不等的淡红色丘疹，表面有少量鳞屑。予梅花针叩刺治疗，1个疗程后病情减轻，红色丘疹变小，颜色变淡，4个疗程后红色丘疹消退，随访2年无复发。[刘秀艳. 梅花针叩刺治疗脂溢性皮炎50例 [J]. 中国针灸，2006，26（11）：777.]

【特别提示】

(1) 本病一般诊断不难，但应提高警惕，与红斑型天疱疮鉴别，以免贻误治疗时机，引起严重后果。

(2) 限制多脂及多糖饮食，忌饮酒和辛辣刺激性食物，多食含维生素多的蔬菜、水果，保持大便通畅。

(3) 不可用刺激性过强的肥皂擦洗患处。

十二、丹毒

【概述】 丹毒，是指患部皮肤突然变赤，色如涂丹，游走极快的一种急性感染性疾病。本病好发于颜面和小腿部，其中发于头面者称"抱头火丹"，发于腿胫者称"流火"，游走全身者称"赤游丹"。

【临床表现】

(1) 起病急，突然出现寒战，头痛，疲乏，关节酸痛。继之发热，体温为 39～40℃。

(2) 患处出现小片玫瑰色红疹，边界清楚，表面稍肿胀，局部温度升高伴有压痛。指按压时红色稍褪，抬指立即恢复原色。红疹迅速向四周蔓延，同时中央区红色变浅、脱屑，转成棕黄色。局部灼痛、压痛。

(3) 区域淋巴结肿大、压痛。

【辨证分型】

(1) 风热火炽：见于头面、耳项、臂膊等处，灼红，重则双目合缝，不能睁开。伴见口渴引饮，大便干结，舌红，苔薄黄，脉滑数。

(2) 湿热火盛：常发于下肢腿股、足背等处，红肿灼热，向上蔓延，腹股沟淋巴结肿大，行走困难。伴见纳少，渴不欲饮，舌红，苔黄腻，脉滑数。

(3) 肝经郁火：发于胸腹、腰背、胁肋、脐周等处，红肿，向四周扩展，舌红，苔薄黄，脉弦数。

(4) 毒热入营：重者范围较大，可见神昏谵语，躁动不安，恶心呕吐等逆证。

【取穴】

(1) 处方：大椎、委中、阿是穴、三阴交。

(2) 配穴：风热火炽者加风池、外关；湿热火盛者加阴陵泉、行间；肝经郁火者加行间、侠溪、太冲；毒热入营者加膈俞、血海；发于头面者加百会、头维；发于下肢者加血海、内庭（图3-45 至图3-52）。

【操作】 局部常规消毒后，用皮肤针以重叩法叩刺大椎、阿是穴，至局部渗出血滴，再加拔火罐5～10分钟，出血2～3毫升；委中用三棱针放血1～3毫升，余穴施以中度强度均匀叩刺，每穴叩刺20～30下，直至局部皮肤有血点渗出，用消毒干棉球擦干即可。每日1次，5次为1个疗程。

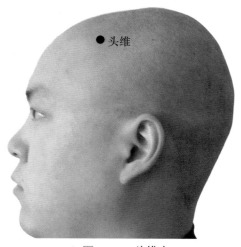

▲ 图3-45　头维穴

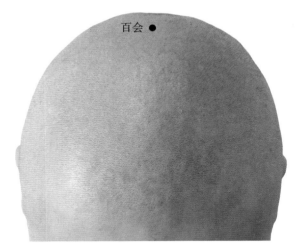

▲ 图 3-46　百会穴

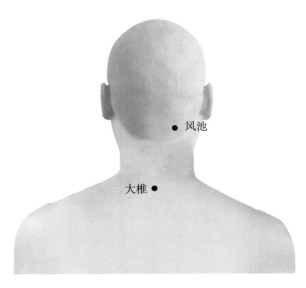

▲ 图 3-47　风池、大椎穴

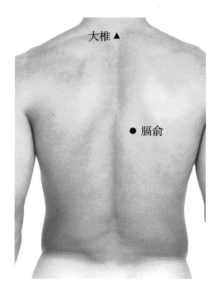

▲ 图 3-48　膈俞穴

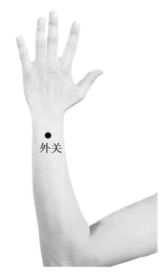

▲ 图 3-49　外关穴

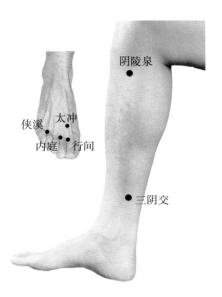

▲ 图 3-50　下肢部部分腧穴

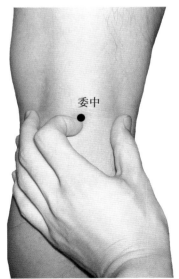

▲ 图 3-51　委中穴

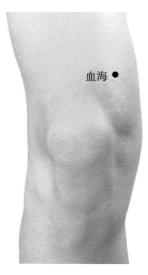

▲ 图 3-52　血海穴

【临床报道】　孙氏等采用梅花针叩刺疗法联合西医治疗下肢丹毒患者 39 例，对照组 28 例。

治疗方法：治疗组将皮肤红肿明显处和针具常规消毒，根据患处皮肤情况用梅花针适度叩击，直至出血，再选取大小适合的火罐拔罐，拔出少量组织液后消毒皮肤，时间约 3 分钟。对照组局部用 3% 碘伏消毒，并用 20% 鱼石脂软膏外敷。两组均静脉滴注青霉素 640 万单位，每天 1 次，均同时予抬高患肢及局部热敷等处理，7 天为 1 个疗程。

治疗结果：经 7 天治疗后判定，体温、血白细胞计数恢复正常，皮损消退，邻近淋巴结肿大明显缩小或消退为痊愈。体温逐渐下降，接近正常，患处红肿减轻，局部温度稍高，邻近淋巴结触痛减轻为好转。体温及白细胞计数变化不大，患处及附近淋巴结肿痛无明显变化为无效。治疗组痊愈率为 58.97%，总有效率为 94.87%；对照组痊愈率为 39.29%，总有效率为 82.14%。治疗 1 年后，对 2 组患者进行随访，治疗组随访 28 人，年内复发 3 人，复发率 10.71%；对照组随访 21 人，年内复发 5 人，复发率 23.81%。有显著差异（$P < 0.05$）。[孙书全，徐士兴 . 中西医治疗下肢丹毒 67 例对照分析 [J]. 中国实用医药，2006，1（5）：109，42.]

【特别提示】

(1) 患者饮食应清淡，忌食辛辣、油腻、鱼腥发物，多喝水，多食蔬菜和水果。

(2) 急性高热期患者要注意休息，同时抬高患肢 30°～40° 以利静脉回流。保持皮肤清洁卫生；伴皮肤黏膜损伤时要及时治疗；患有脚气病者，应注意清洁，避免继发感染。

(3) 患者所用器械、敷料应严格消毒，以防传染。

十三、黄褐斑

【概述】　黄褐斑，是指发生在面部的黄褐色色素沉着斑。多发于女性，与妊娠、内分泌失调、口服避孕药、慢性疾病、日光久晒、精神刺激、消化功能紊乱及某些接触焦油类职业等有关。临床表现为淡褐色或淡黑色斑，形状不规则，对称分布于额、眉、颊、鼻、上唇等颜面皮肤。一般无自觉症状及全身不适。中医学称之为"鳌黑斑""肝斑""蝴蝶斑"。

【临床表现】

(1) 呈对称性发生于颜面，尤以两颊、额部、鼻、唇及颏等处多见。

(2) 损害为黄褐色或深褐色斑片，边缘一般较明显，形状不规则。

(3) 多见于女性。日光照射可促发本病或使其加重。

(4) 慢性经过，无自觉症状。

【辨证分型】

(1) 肝郁气滞：前额双颊或目周、鼻周出现深浅不均的花斑，或颧部有点状和小片状深褐色斑点，伴月经后期，经行腹痛，舌质暗，脉弦涩。

(2) 脾虚湿阻：颜面如蒙尘土，晦滞不洁，双颧、口唇四周有深褐色的斑块，体胖，伴面肌松弛，大便溏泄，舌质淡，苔白腻，脉弦滑。

(3) 肝肾阴亏：前额、面颊、眉部有浅褐色斑点，边界清楚，伴失眠多梦，头晕，舌红少苔，脉细数，多与性激素紊乱有关。

(4) 气血不足：面颊部有蝴蝶状浅褐色斑块，伴面色无华，舌质淡嫩，边有齿痕，苔薄白，脉细弱。

(5) 肝胆湿热：两颊、颧部出现点状或片状黄褐色斑块，并见散在性红色皮疹，尤以下颌处为明显，伴有口苦胁痛，月经前期，舌质红，苔黄腻，脉弦数。

【取穴】

(1) 处方：色斑处、膀胱经背俞穴（大杼至白环俞）、三阴交。

(2) 配穴：肝郁气滞者加期门、太冲；脾虚湿阻者加中脘、阴陵泉；肝肾阴亏者加太溪、照海；气血不足者加气海、足三里；肝胆湿热者加阴陵泉、行间、侠溪（图 3-53 至图 3-57）。

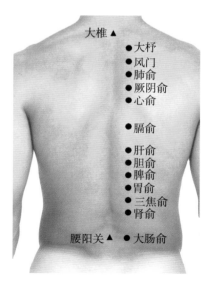

▲ 图 3-53 部分背俞穴

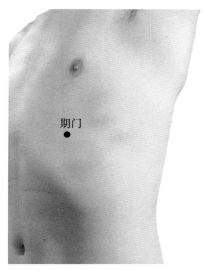

▲ 图 3-54　期门穴

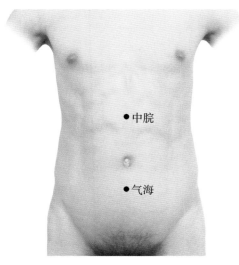

▲ 图 3-55　中脘、气海穴

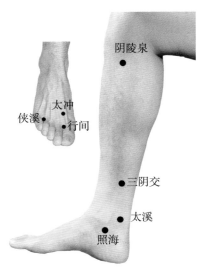

▲ 图 3-56　下肢部分腧穴

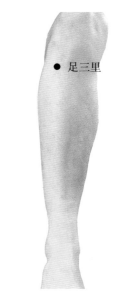

▲ 图 3-57　足三里穴

【操作】 患者取俯卧位，将润滑油涂于背部膀胱经上，根据患者胖瘦、体质强弱选用大号或中号玻璃火罐，用闪火法把火罐拔于大杼穴上，双手握住火罐循经由上而下缓缓用力走罐，每条经络走罐 6～8 次，直至皮肤红紫或出现紫红色瘀点为度，每次选瘀点较大者 5～7 个，局部皮肤常规消毒后，用梅花针中度叩打，至皮肤微出血，余穴实证施以中度叩刺，虚证施以轻度叩刺，每穴叩刺 10～15 下，以皮肤潮红为度。隔日治疗 1 次，10 次为 1 个疗程。

【临床报道】 李氏采用背部走罐加梅花针叩刺治疗黄褐斑患者66 例。

治疗方法：取督脉（大椎至长强），足太阳膀胱经（大杼至白环俞）。患者取俯卧位，将液状石蜡涂于所取经络上，根据患者体型胖瘦、体质强弱，选用大号或中号玻璃火罐，用闪火法把火罐拔于大椎穴或大杼穴上。双手握住火罐循经由上而下缓缓用力走罐，每条经络走罐 3～4 次，直至皮肤红紫或出现紫红色瘀点为度，每次选瘀点较大者 5～7 个，局部皮肤常规消毒后，用梅花针叩打。对痛觉敏感者，可用左手大拇指和食指将瘀点部捏起，改用三棱针快速点刺 2～3 下，出血部位拔罐 5～10分钟，将瘀血拔出，瘀点将随着病情的好转而数量减少。隔日治疗1 次，10 次为 1 个疗程。

治疗结果：治愈，黄褐斑全部消失，与周围皮肤无异，面部肤色正常；好转，黄褐斑部分消失，或斑色变浅，肤色明显好转或正常；无效，治疗 2 个疗程后，黄褐斑块面积、颜色及肤色无变化。经 3 个疗程的治疗，治愈 29 例，占 43.9%；好转 33 例，占 50.0%；无效 4 例，占6.1%。有效率为 93.9%。

典型病例：董某，女，38 岁，干部，1998 年 3 月 18 日就诊。主诉：面部黄褐斑 6 年，近 1 个月加重。曾服中药和外用祛斑霜后减轻，一段时间后又复发。面部无光泽，双颊及额头部呈片状黄褐斑，边界清楚，伴有月经后期，量少色暗黑有瘀块，经前乳房胀痛。舌红，苔薄白，整舌上可见散在瘀点，脉弦。诊断为黄褐斑。采用上述方法治疗

1个疗程后，面部斑块明显变浅，面积变小，3个疗程后，面部黄褐斑全部消失，皮肤光洁健康，伴随症状消失，治愈。随访1年未复发。[李树香.背部走罐加梅花针叩刺治疗黄褐斑66例[J].中国针灸，2001，21（7）：436.]

【特别提示】

(1) 不滥用化妆品，避免强烈日光直射照晒。

(2) 保持良好的心态，减少精神压力，保证充足的睡眠。

(3) 多食蔬菜水果，少食辛辣食品。

十四、皮肤瘙痒症

【概述】 皮肤瘙痒症，是指临床上无原发性皮肤损害，而以单纯皮肤瘙痒为主的皮肤病，好发于老年人及青壮年人，其特点是皮肤阵发性瘙痒，搔抓后常出现抓痕、血痂、色素沉着和苔藓样变等继发损害。中医学称之为"风瘙痒""风痒""血风疮""痒风"等。

【临床表现】

(1) 全身原发性者，最初仅局限于一处，逐渐扩展至身体大部或全身。局限性者，发生于身体的某一部位，以肛门、阴囊及外阴等处多见。

(2) 无原发性皮炎，搔抓可引起皮肤出现抓痕、丘疹、血痂、色素沉着、湿疹样变及苔藓样变。

(3) 阵发性剧烈瘙痒，瘙痒发作常有定时的特点。此外尚有烧灼、虫爬及蚁行等感觉。

(4) 感情冲动、环境温度变化及衣服摩擦等刺激，都可引起瘙痒发作或加重。

【辨证分型】

(1) 风热外感：皮肤瘙痒剧烈，遇寒痒减，得热痒甚，搔抓后皮肤留有血痂。心烦口渴，小便色黄，大便干燥，苔薄黄，脉浮数。

(2) 湿热内蕴：皮肤瘙痒不休，搔抓之后，渗液淋漓。口苦咽干，胃脘胀满，大便不爽，舌红，苔黄腻，脉滑数。

(3) 血虚风燥：皮肤瘙痒，缠绵难愈，入夜尤甚，皮肤干燥，抓痕累累。头晕失眠，心烦盗汗，舌红，苔薄，脉细或细数。

【取穴】

(1) 处方：瘙痒局部、风市、血海、三阴交。

(2) 配穴：风热外感者加大椎、风池；湿热内蕴者加阴陵泉、行间；血虚风燥者加脾俞、胃俞、足三里、风池（图 3-58 至图 3-62）。

【操作】　常规消毒患处皮肤及穴区，用皮肤针中等强度叩刺瘙痒局部，以微微渗血为度，再轻度叩刺双侧风市、血海、三阴交。余穴实证以中度叩刺为宜，虚证以轻度叩刺为宜，每穴叩刺 15～20 下，大椎、脾俞、胃俞处可在叩刺后拔火罐 5～8 分钟。隔日 1 次，10 次为1 个疗程。

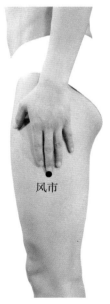

▲ 图 3-58　风市穴

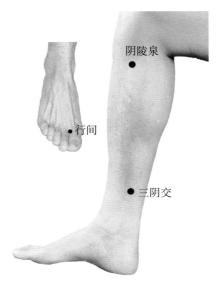

▲ 图 3-59　行间、阴陵泉、三阴交穴

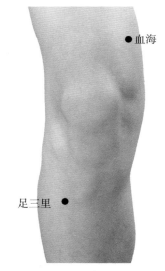

▲ 图 3-60　血海、足三里穴

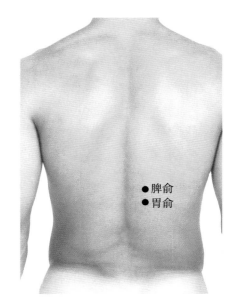

▲ 图 3-61　脾俞、胃俞穴

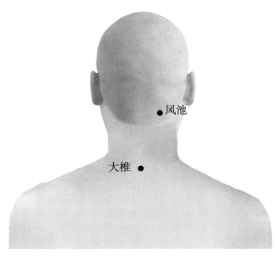

▲ 图 3-62　风池、大椎穴

【特别提示】

(1) 嘱患者治疗期间不要让患部接触污物，忌用香皂、肥皂洗涤患部。避免搔抓、热水烫洗。

(2) 避免饮酒、喝浓茶及食用辛辣刺激性食品，生活力求规律。

(3) 伴系统性疾病者应积极治疗原发病。

(4) 内衣应为棉织品或丝织品，要宽松柔软。

十五、脱肛

【概述】 脱肛，是指肛管和直肠脱出，一般身体较虚弱（如久泻久痢）者，在排便、活动、体力劳动或分娩时，因腹腔内压力增高而发生。多发生于儿童和老年人，儿童多因久泻久痢而引起，成年人多因便秘、久泻、痔疮及肛门括约肌松弛而引起，妇女可因分娩用力而引起。中医学认为本病由于气虚下陷所致。

【临床表现】 根据脱垂程度，本病可分为部分性和完全性两种。

(1) 部分脱垂（不完全脱垂），脱出部仅为直肠下端黏膜，故又称黏膜脱垂。脱出长度为 2～3cm，一般不超过 7cm，黏膜皱襞呈放射状，脱垂部为两层黏膜组成。脱垂的黏膜和肛门之间无沟状隙。

(2) 完全脱垂为直肠的全层脱出，严重者直肠、肛管均可翻出至肛门外。脱出长度常超过 10cm，甚至 20cm，呈宝塔形，黏膜皱襞呈环状排列，脱垂部为两层折叠的肠壁组成，触之较厚，两层肠壁间有腹膜间隙。发病缓慢。早期仅在排粪时有肿块自肛门脱出，便后可自行缩回。随着病情的发展，因肛提肌及肛管括约肌缺乏收缩力，则需用手帮助回复。严重者在咳嗽、喷嚏、用力或行走时亦可脱出，且不易回复。若未能及时复位，脱垂肠段可发生水肿、绞窄，甚至有坏死的危险。此外常有大便排不尽与肛门部下坠、酸胀感，有的可出现下腹胀痛、尿频等现象。嵌顿时疼痛剧烈。

【辨证分型】

(1) 肺气不足：便后或咳嗽、喷嚏、行走、久站时脱出，伴疲倦乏力、气短声低、头晕心悸等，舌淡胖有齿痕，脉弱，见本病初期。

(2) 脾肾两虚：肛门常有坠感，伴腰膝酸软，小便频数，大便干结或完谷不化，舌淡，脉细弱，见于久病者。

(3) 湿热下注：肛肠灼热，肿胀疼痛，伴面赤身热，口干口臭，腹胀便结，小便短赤，舌红苔黄腻或黄燥，脉濡数。见于肛周炎症者。

【取穴】

(1) 处方：承山、大肠俞、八髎。

(2) 配穴：肺气不足者加肺俞、百会；脾肾两虚者加脾俞、肾俞、百会；湿热下注者加阴陵泉、行间、中极（图 3-63 至图 3-68）。

【操作】 充分暴露腰骶部，常规消毒后，主穴施以中度叩刺，以微微渗血为度，再加拔罐 5～8 分钟，出血 1～2 毫升为宜。余穴实证施以中度叩刺，虚证施以轻度叩刺，每穴叩刺 10～15 下，以局部皮肤潮红为度。虚证可配合温和灸。隔日 1 次，10 次为 1 个疗程。

【特别提示】

(1) 饮食宜清淡，少食辛辣、煎炒、油炸、烈酒等不消化和刺激性食物，多食水果、蔬菜等富含纤维素的食物，尤其是香蕉、蜂蜜等有润肠通便作用的食物，多饮水。

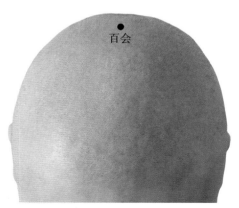

▲ 图 3-63　百会穴

(2) 加强肛门护理和清洁。每次大便后用温水清洗肛门，并及时将脱出的直肠揉托还纳。

(3) 每天定时排便，没有大便也要定时到厕所进行排便条件反射训练，每次大便时间不宜过长，以 5 分钟左右为宜。

(4) 不要久站久坐，适当增加运动，特别是提肛运动。

(5) 如果大便干燥，可以适当服用润肠通便的药物，如小麦纤维素颗粒，不可乱用泻药、排毒药、芦荟胶囊等，长期服用不仅会加重便秘，还会形成药物依赖。

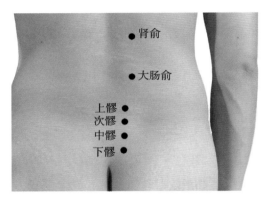

▲ 图 3-64　肾俞、大肠俞、八髎穴

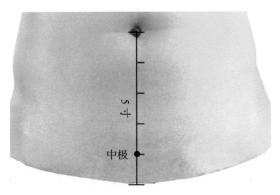

▲ 图 3-65　中极穴

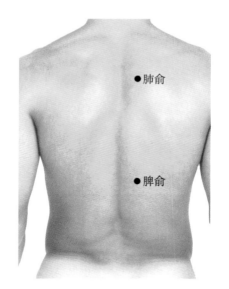

▲ 图 3-66　肺俞、脾俞穴

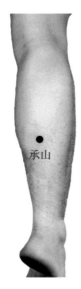

▲ 图 3-67　承山穴

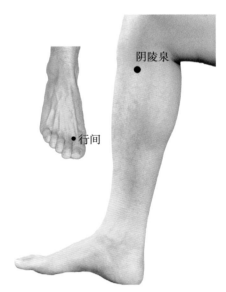

▲ 图 3-68　行间、阴陵泉穴

十六、痔疮

【**概述**】　痔疮，是最常见的肛肠疾病，是肛门、直肠末端静脉曲张而形成的一个或多个静脉团。常分为内痔、外痔和混合痔。内痔位于肛门外括约肌内侧，齿状线以上；外痔位于肛门外括约肌外侧、齿状线以下。内外痔混合在一起的为混合痔。本病主要由静脉回流障碍引起，如怀孕、便秘、腹泻、久坐等。

【**临床表现**】　痔疮主要表现为直肠末端黏膜下或肛管皮下出现扩大曲张的静脉团，其中内痔主要表现为出血和脱出，为肛门内齿状线以上的小红疙瘩，常因无痛性间歇性便后出鲜血检查发现，未发生血栓、嵌顿、感染时无疼痛，可逐渐增大，继而出现排便困难，晚期痔核可脱出肛门外，按严重程度常分为Ⅰ、Ⅱ、Ⅲ、Ⅳ度。Ⅰ度排便时带血、滴血或喷射状出血，便后出血可自行停止，无痔脱出；Ⅱ度常有便血、排便时有痔脱出，便后可自行还纳；Ⅲ度偶有便血，排便或久站、咳嗽、劳累、负重时痔脱出，用手可还纳；Ⅳ度偶有便血，痔脱出不能还纳或还纳后又脱出。外痔主要表现为肛门不适，潮湿不洁，有时有瘙痒，若发生血栓形成及皮下血肿时可有剧痛。混合痔表现为内痔和外痔的症状同时存在。

【辨证分型】

(1) 气虚下陷：肛门有下坠感，气短懒言，食少乏力，舌质淡红，脉弱无力。

(2) 湿热郁滞：口渴，溲赤，便秘，舌质红，苔薄黄，脉滑数。

【取穴】

(1) 处方：承山、八髎穴。

(2) 配穴：气虚下陷者加足三里、气海；湿热郁滞者加上巨虚、丰隆、三阴交（图 3-69 至图 3-72）。

【操作】 皮肤常规消毒后，用皮肤针中度叩刺承山、八髎穴，至皮肤微微渗血，八髎穴叩刺后加拔罐 5～10 分钟，起罐后用消毒干棉球擦净即可。余穴实证施以中度叩刺，虚证施以轻度叩刺，每穴叩刺15～20 下，以局部潮红为度。气虚下陷者加温和灸 20～30 分钟。隔日1 次，10 次为 1 个疗程。

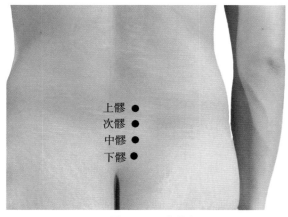

上髎 ●
次髎 ●
中髎 ●
下髎 ●

▲ 图 3-69 八髎穴

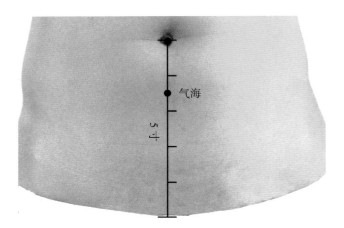

▲ 图 3-70　气海穴

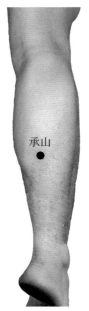

▲ 图 3-71　承山穴

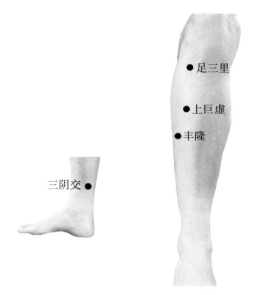

▲ 图 3-72　三阴交、足三里、上巨虚、丰隆穴

【临床报道】　肖氏采用梅花针叩刺为主治疗痔疮出血患者 80 例。

治疗方法：取督脉、膀胱经脉的腰骶段。肠道湿热者加上巨虚、丰隆、三阴交；脾胃虚寒者加关元、足三里、气海。皮肤常规消毒后，施术者右手握梅花针针柄，针柄末端与右腕横纹对齐，右手食指压着针柄，利用手腕的弹力，使梅花针轻轻均匀地叩刺在经脉皮肤上，至微出血为度。接着进行针刺治疗，穴位常规消毒，肠道湿热者用经高压消毒的 50 毫米不锈钢毫针直刺上巨虚、丰隆，均 40 毫米深，三阴交直刺30 毫米，用捻转泻法，每 5 分钟行针 1 次，留针 25 分钟。出针后穴位常规消毒，用鱼腥草注射液穴位注射，用 5 毫升一次性注射器，抽取鱼腥草注射液 2 毫升，针尖直刺入穴位，回抽无回血时每穴推入药液 0.5毫升，出针后按压针孔片刻，防止出血及药液反流。脾胃虚寒者穴位常规消毒，选用无菌不锈钢毫针直刺入足三里 40 毫米，关元、气海 25 毫米，然后将艾绒捏在针柄上点燃行温针灸治疗，连灸 5 壮，注意穴位旁边皮肤用硬纸皮盖上，防止艾灰掉下灼伤皮肤。温针灸完毕后穴位常规消毒，接着做胎盘组织液穴位注射治疗，其注射工具、注射方法、每穴推入药量，均与鱼腥草注射液穴位注射方法相同。以上治疗每天 1 次，3～5 天后统计疗效。

治疗结果：临床治愈，经治疗痔疮出血停止，症状及体征消失；有效，治疗后血止，但有复发，用此方法仍有效；无效，经过 3 天治疗后症状无变化。经治疗本组 80 例中，临床治愈 72 例，占 90.0%；有效 1 例，占 1.2%；无效 7 例，占 8.8%；总有效率 91.2%。

典型病例：胡某，女，56 岁，退休干部，1999 年 11 月 8 日就诊。主诉：痔疮间歇性出血 8 天，加重 2 天。有痔疮病史 6 年。8 天前因便秘大便难解致痔疮出血，后来每天大便时肛门有少量出血，因旅游在外未能及时就诊，自行用马应龙痔疮膏。近 2 天腹痛，肛门灼痛，便溏不爽，便前肛门滴血，便后渗血，经他人介绍来本科诊治。症见舌红苔黄，脉数，经专科检查诊断为痔疮感染并出血（证属肠道湿热型）。按上述方法治疗 2 天后，腹痛及肛门灼痛基本好转，出血已止，只有便纸有些血迹；待治疗至 3 天后，临床症状及体征完全消失而告临床治愈。[肖俊芳. 梅花针叩刺为主治疗痔疮出血 80 例 [J]. 中国针灸，2004，24（10）：704.]

【特别提示】 合适的饮食及良好的卫生习惯，能抑制痔疮，甚至能使轻度痔疮痊愈，故平时应注意饮食清淡，多饮开水，多食新鲜蔬菜、水果，忌食辛辣食物，并养成定时排便习惯；痔疮患者还应在每次排便后用温热水将患部洗干净，然后再擦干；当痔疮发作特别疼痛时，要卧床休息，局部热敷以使肿处缓和，继而使脱出的痔消退。

十七、蜂蜇

【概述】 蜂蜇是指蜂的毒刺刺伤人体，并引起人体变态反应的病变。

【临床表现】 有被蜂蜇伤史，一处或多处蜇伤，局部有明显的灼痛瘙痒和红肿，可有恶心、乏力、发热等症状，严重者可引起过敏性休克及全身中毒反应。

【取穴】 蜇伤处。

【操作】 常规消毒后，采用梅花针在病变部位重叩，使皮肤出现稠密出血点为度，面积大者可加拔罐，留罐5～10分钟，可拔出数毫升黏稠之血液。注意梅花针叩刺范围应超过病变部位。面积小者可在被蜇处用三棱针点刺出血如豆许。

【特别提示】

(1) 如果有人误惹了蜂群，而招致攻击，唯一的办法是用衣物保护好自己的头颈，反向逃跑或原地趴下。千万不要试图反击，否则只会招致更多的攻击。

(2) 如果不幸已被蜂蜇，可用针或镊子挑出蜂刺，但不要挤压，以免剩余的毒素进入体内。然后用氨水、苏打水甚至尿液涂抹被蜇伤处，中和毒性。

第4章　神经精神科疾病

一、面瘫

【概述】 面瘫，又称为"口眼㖞斜"，是临床一系列症候群的总称，包括中枢性面瘫和周围性面瘫两类。中枢性面瘫多由脑血管意外、脑外伤等引起支配面部的上运动神经元受损所致；周围性面瘫是指以由病毒感染、面神经缺血或水肿及附近组织有炎症等引起的周围性面神经麻痹。这里主要讨论周围性面瘫。

【临床表现】 本病主要表现为单侧面部表情运动障碍，以口眼㖞斜为主要症状。起病急骤，患者常在清晨洗脸、漱口时发现口眼㖞斜，面肌麻痹。检查时见患侧额纹消失，眼裂增大，鼻唇沟变浅或消失，口角下垂，口歪向健侧，患侧不能做蹙额、皱眉、闭眼、露齿、吹哨、鼓腮等动作，上、下眼睑不能闭合，病侧经常流泪，流涎，食物滞留于病侧颊和齿龈之间。若病变波及鼓索，除上述症状外，尚可有同侧舌前 2/3 味觉减退或消失。膝状神经节受累时除面瘫、味觉障碍和听觉过敏外，还有同侧唾液、泪腺分泌障碍，耳内及耳后疼痛，外耳道及耳郭部位带状疱疹，称膝状神经节炎。

【辨证分型】

(1) 风邪入络：每于晚间受风寒或受潮湿之后，次日晨起即发现面瘫，口眼㖞斜，或有头痛，苔薄白，脉浮。

(2) 气血两虚：口眼㖞斜，日久不复，头晕乏力，纳差，心悸眼花，苔薄，脉细。

(3) 痰瘀互阻：口眼㖞斜，头晕头痛，肢体麻木，神疲乏力，纳呆。舌质暗，苔薄腻，脉细滑或细涩。

【取穴】

(1) 处方：患侧阳白、攒竹、鱼腰、丝竹空、四白、颧髎、水沟、禾髎、迎香、地仓、颊车、承浆、夹承浆、上印堂、合谷、太冲。

(2) 配穴：风邪入络者加风池、风门；气血两虚者加足三里、脾俞、胃俞；痰瘀互阻者加丰隆、中脘、膈俞、血海（图 4-1 至图 4-8）。

【操作】 主穴每次选取 5～6 个。常规消毒后，实证施以中度叩刺，虚证施以轻度叩刺，每穴叩刺 10～15 下，以皮肤潮红为度，叩刺完毕后配合闪罐。注意叩刺眼周穴位时嘱患者闭目。可配合悬灸 30 分钟，急性期灸患侧翳风穴 10～15 分钟。每日或隔日 1 次，10 次为 1 个疗程。

【临床报道】 徐氏等采用针刺加皮肤针叩刺治疗周围性面瘫患者 158 例。

治疗方法：病程 1 周以内者取地仓透颊车、颊车透颧髎、太阳透颊车、翳风、耳门、阳白、头维、上星、印堂、水沟、迎香、健侧合谷、双侧足三里、太冲，用皮肤针叩刺额纹部及上下眼睑、面颊、口角部。病程 1 周以上者，在上述取穴基础上，加攒竹透鱼腰、鱼腰透丝竹空、丝竹空透太阳、阳白四透（透头维、上星、丝竹空、印堂）。患者取仰卧位，穴位常规消毒后，水沟穴用雀啄法，以眼球湿润为度，合谷、太冲提插捻转泻法，足三里提插捻转补法。其余各穴平补平泻。将皮肤针及皮肤常规消毒后，嘱患者闭眼，针灸对准叩刺部位，使用手腕之力，将针灸垂直叩刺在皮肤上，并立即抬起，反复进行，然后以同法叩刺额纹、面颊、口角部，当叩刺面颊部时，沿足阳明经循环反复叩刺，以叩刺部位潮红、患者无疼痛为度。病程 1 周以内者宜浅刺，针刺深度 2～3 分，透穴深度在 1 寸左右，刺激量小，留针时间一般为 15～20 分钟。病程 1 周以上者可以深刺，针刺深度一般为 0.5～1 寸，透穴深度为 1～2.5 寸，刺激量大，留针时间一般在 30～40 分钟。针刺每日 1 次，10 次为 1 个疗程，每疗程间隔 2 天，皮肤针叩刺 3 天 1 次。

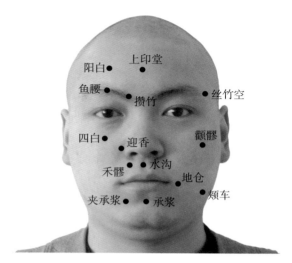

▲ 图 4-1　面部腧穴

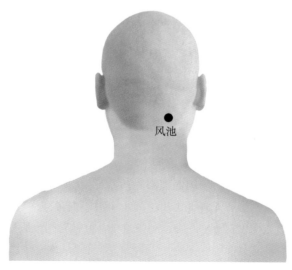

▲ 图 4-2　风池穴

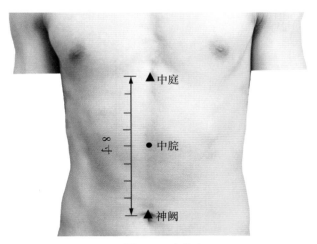

▲ 图 4-3　中脘穴

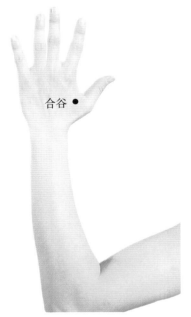

▲ 图 4-4　合谷穴

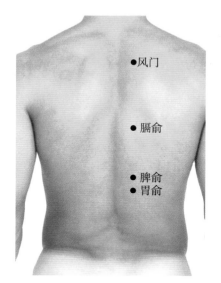

▲ 图 4-5　风门、膈俞、脾俞、胃俞穴

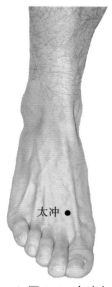

▲ 图 4-6　太冲穴

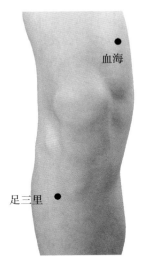

▲ 图 4-7 足三里、血海穴

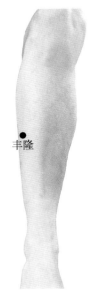

▲ 图 4-8 丰隆穴

治疗结果：症状、体征消失，面部表情肌功能恢复正常为痊愈；症状、体征基本消失，外观大致正常为显效；症状稍有好转，鼓腮、耸鼻稍差，哭时口角轻微歪斜为好转。病程在 1 周内者痊愈率为 100%，病程在 1 周以上者痊愈率为 83.3%。

典型病例：李某，男，工人，1999 年 5 月 20 日就诊。病史：昨日晨起突感右耳疼痛，右侧面部麻木，口角微歪向左侧。今日感觉症状加重，伴右眼露睛流泪，额纹消失，鼻唇沟平坦，伸舌居中，舌淡苔白，脉浮紧。西医诊断为周围性面神经麻痹。中医诊断为风邪中络，口眼㖞斜。采用上述疗法，经 3 次治疗后患者症状减轻，7 次治疗后症状完全消失。[徐福新，吴林鹏 . 针刺加皮肤针叩刺治疗周围性面瘫 [J]. 天津中医，2000，17（4）：30.]

【特别提示】

(1) 皮肤针对本病初起者（1 天以内）疗效较好，病程较长者，除叩打患侧外，对面部健侧要隔日轻刺 1 次。

(2) 治疗过程中应嘱咐患者避免风寒侵袭，并适当热敷。

二、头痛

【概述】 头痛，是临床上常见症状之一，一般是指头颅上半部，即眉目以上至枕下部范围内的疼痛。可分为血管性头痛（包括偏头痛在内）、颅内高压性头痛（以占位性病变为多）、颅内低压性头痛、肌肉收缩性头痛、外伤性头痛，和因眼、耳、鼻、齿病引起的头痛。

【辨证分型】

(1) 外感头痛

① 风寒头痛：头痛时作，痛连项背，恶风畏寒，遇风尤剧，常喜裹头，口不渴，苔薄白，脉浮。

② 风热头痛：头痛如胀，甚则头痛如裂，发热恶风，面红耳赤，口渴欲饮，便秘溲黄，舌质红，苔黄脉浮数。

③ 风湿头痛：头痛如裹，肢体困重，纳呆胸闷，小便不利或便溏，

苔白腻，脉濡。

(2) 内伤头痛

① 肝阳头痛：头痛而眩，心烦易躁，夜眠不宁，或兼胁痛，面红口苦，苔薄黄，脉弦有力。

② 肾虚头痛：头痛且空，每兼眩晕，腰痛酸软，神疲乏力，遗精带下，耳鸣少寐，舌红少苔，脉细无力。

③ 血虚头痛：头痛而晕，心悸不宁，神疲乏力，面色㿠白，舌质淡，苔薄白，脉细弱。

④ 痰浊头痛：头痛昏蒙，胸脘满闷，呕恶痰涎，苔白腻，脉滑或弦滑。

⑤ 瘀血头痛：头痛经久不愈，痛处固定不移，痛如锥刺，或有头部外伤史，舌质紫，苔薄白，脉细或细涩。

【取穴】

(1) 外感头痛

① 处方：百会、风池、头维、太阳、合谷。

② 配穴：风寒头痛者加风门、列缺；风热头痛者加大椎、曲池、外关；风湿头痛者加风门、丰隆、阴陵泉。

(2) 内伤头痛

① 处方：百会、风池、太阳。

② 配穴：肝阳头痛者加太冲、太溪；肾虚头痛者加肾俞、命门；血虚头痛者加脾俞、胃俞、足三里；痰浊头痛者加丰隆、中脘；瘀血头痛者加膈俞、血海、三阴交（图4-9至图4-14）。

【操作】 常规消毒后，实证施以中等刺激，虚证施以轻度刺激，每穴叩刺10～20下，以局部皮肤潮红为度。外感头痛、瘀血头痛叩刺后可加拔火罐5～8分钟。每日1次，5次为1个疗程。

【临床报道】 刘氏等采用七星针叩刺脑聪三线治疗脑外伤后顽固性头痛患者，治疗组64例，对照组62例。两组具有可比性。

治疗方法：治疗组采用七星针叩刺脑聪三线，治疗时间为每次

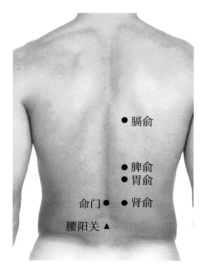

▲ 图 4-9　部分背俞穴、命门穴

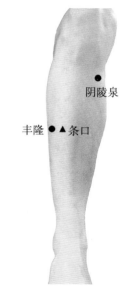

▲ 图 4-10　阴陵泉、丰隆穴

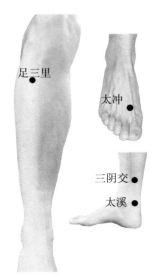

▲ 图 4-11 足三里、太冲、三阴交、太溪穴

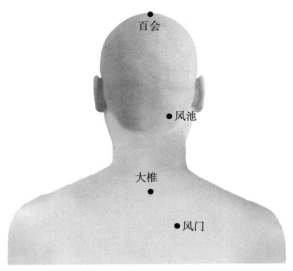

▲ 图 4-12 百会、风池、大椎、风门穴

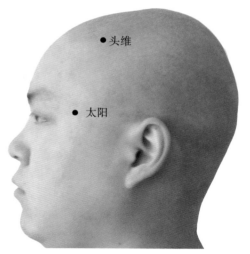

▲ 图 4-13　头维、太阳穴

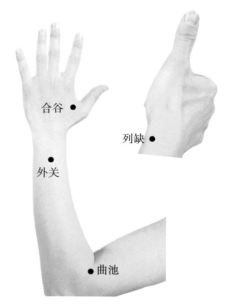

▲ 图 4-14　合谷、外关、曲池、列缺穴

10～20 分钟，隔日 1 次，10 次为 1 个疗程，3 个疗程后统计结果。同时配合口服西药罗通定，每次 30 毫克，每日 3 次。以清脑开窍，活血通络，祛瘀生新，止痛镇痛为主要治疗原则。选择位于头顶部的督脉和足太阳膀胱经线。取脑聪三线特定穴：督脉后顶、百会、前顶、囟会、上星；膀胱经左右线络却、通天、承光、五处。操作前患者先洗头，然后取仰卧位或坐位，将所选择区域处的头发向两侧分开固定，以暴露针刺的有效区域。将不锈钢七星针针具和叩刺特定区域常规消毒后，用右手拇、中指持针，以食指固定，腕关节用力，以轻弹速刺的方法进行叩刺，叩刺密度要均匀。在特定穴施治时应注意位、度、量及叩刺时间的长短，掌握好叩刺量也是治疗本病的关键。首次治疗以皮肤微红为度，以后可根据病情的程度采用轻叩微红为补，中叩微出血为平补平泻，重叩出血为泻的叩刺强度，以及点、片、条、环等不同形状的叩刺方法（可用双手对捏叩刺部位，挤压至少许出血）。轻刺：用较小的力度叩刺，使皮肤略微红。适用于初诊或术后头部肿胀疼痛者。中刺：用中等力度叩刺，使皮肤略发红，用双手挤压至微量渗血。适用于头部外伤后头痛呈间断性者。重刺：用较重力度叩刺，使皮肤渗血，一般挤压 3 次（一呼一吸为 1 次），出血量为 3 滴。适用于头部受伤后头痛较重者。片刺：根据病变局部大小，在实施方案中分段叩刺。适用于脑外伤后或术后头痛较重者。条刺：呈条形打刺，长短根据病情而定。适用于中度性质的头痛。环刺：根据病灶肿胀程度，在特定区域内呈环形打刺。对照组用罗通定，先从小剂量开始（30 毫克），每日 3 次，据病情逐渐加量，日剂量不超过 120 毫克，20 日为 1 个疗程。同时配合假叩刺，隔日 1 次，10 次为 1 个疗程，治疗时间为每次 10～20 分钟。上述两组均治疗 60 日后评定疗效。

治疗结果：治疗组总有效率为 96.87%，对照组总有效率为 83.87%。随访 1 年治疗组复发率为 17.14%，对照组复发率为 50%。[刘焕荣，付如华，刘晓明，等. 七星针叩刺脑聪三线治疗脑外伤后顽固性头痛的临床研究 [J]. 上海针灸杂志，2006，25（10）：5～7.]

【特别提示】 合理安排工作和休息时间，不宜过劳，避免焦虑、紧张情绪，进行心理治疗，戒除烟酒等不良嗜好。

附：偏头痛

【概述】 偏头痛，是指反复发作的一侧搏动性头痛，是临床最重要和常见的血管性头痛。本病多由颈外动脉痉挛和异常扩张而引起阵发性的一侧头痛，常伴有恶心呕吐、颈动脉强烈搏动等一系列症状，多见于女性，并常与月经周期有关。属中医学"头痛"范畴。

【临床表现】 本病以头部一侧搏动性疼痛或钻痛为特征。典型发作前常有倦怠无力，畏光畏声等前驱症状，最常见视觉先兆，如闪光、暗点、视觉缺损等，持续时间约数分钟至 1 小时，而后出现头痛症状。头痛多起自一侧额部及前额，逐渐向周围扩展，多为搏动性或钻痛，常伴有恶心、呕吐、视力障碍、面色苍白、头部血管充盈、搏动增强、多汗等症状，可因活动头颈部而加重。发作中服用麦角胺、咖啡因水合物，头痛可终止或减轻。

【辨证分型】

(1) 风邪上扰：头痛偏左或偏右，掣痛或挛痛，痛连目系，唇面麻木，语言不利，舌淡苔白，脉浮弦。

(2) 痰浊上扰：头痛，面色苍白，泪涕较多，汗出，呕恶，头昏腹痞，痰涎较多，苔白腻，脉迟而滑。

(3) 痰热内阻：偏头痛，畏光喜暗，眩晕，烦躁易怒，多梦咽干，时欲作呕，面红便秘，舌红，苔白，脉弦滑。

(4) 肝阳上亢：偏头痛，头晕耳鸣，目眩多梦，面目红赤，口干苦涩，尿黄便秘，舌红苔黄，脉弦数。

【取穴】

(1) 处方：风池、率谷、太阳、外关、足临泣、太冲。

(2) 配穴：风邪上扰者加风门；痰浊上扰者加丰隆、中脘；痰热内阻：丰隆、中脘、内庭；肝阳上亢者加肝俞、太溪（图4-15至图4-21）。

【操作】　常规消毒，均取患侧穴位，施以中度叩刺，每穴叩刺
20～30 下，以局部皮肤潮红为度。若头痛重者，可叩至头皮轻微点状
出血，用干棉球擦去血迹，以防感染。若效果不明显，叩刺后可在风
池、太阳穴上拔火罐 5～10 分钟。每日 1 次或隔日 1 次。

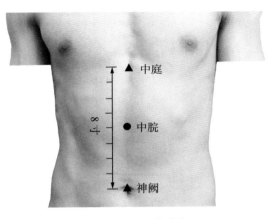

▲ 图 4-15　中脘穴

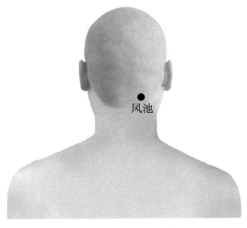

▲ 图 4-16　风池穴

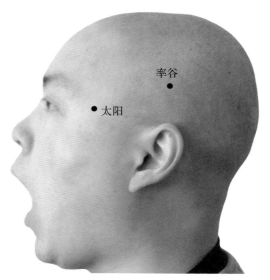

▲ 图 4-17　太阳、率谷穴

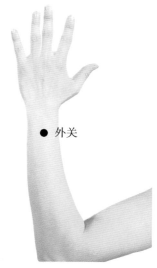

▲ 图 4-18　外关穴

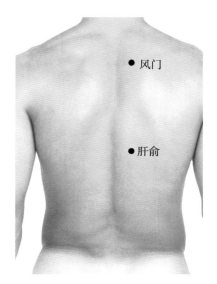

▲ 图 4-19　风门、肝俞穴

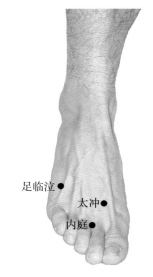

▲ 图 4-20　足临泣、太冲、内庭穴

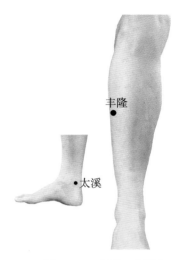

▲ 图 4-21　太溪、丰隆穴

【临床报道】 杨氏等采用梅花针叩刺治疗偏头痛患者 56 例。

治疗方法：取足少阳胆经、足太阳膀胱经在头部循行路线上的腧穴为主，用梅花针进行叩刺。常规消毒后，右手持针，沿足少阳经在目外眦的起始穴瞳子髎开始至风池穴、足太阳膀胱经从攒竹穴至天柱穴的经络循行路线进行叩刺，每隔 1～1.5 厘米叩一下，中等量刺激。反复叩打 3～4 次。若头痛重者，可叩致头皮轻微点状出血。每日 1 次，5 次为 1 个疗程。叩打后当天不宜洗头，以防感染。此外临床还可根据病因的不同，选配下列穴位进行叩刺，以增强疗效。外感风邪者配太阳、外关；肝胆郁火者加行间、太冲；阴虚阳亢者加太溪、三阴交。

治疗结果：根据国家中医药管理局 1994 年颁布的《中医病证诊断疗效标准》判定。治愈，头痛消失，实验室检查正常；好转，头痛减轻，发作时间缩短或周期延长，实验室检查有改善；未愈，头痛症状无变化。56 例患者经用梅花针叩刺治疗 1～2 个疗程后，治愈 45 例（占 80.36%），好转 11 例（占 19.64%），全部有效。[杨立峰，肖银香 . 梅花

针叩刺治疗偏头痛 56 例疗效观察 [J]. 山西中医，2000，16（5）：41.］

【特别提示】　同头痛。

三、三叉神经痛

【概述】　三叉神经痛，是指一种原因不明的在面部三叉神经一支或数支分布区内出现短暂性、阵发性、反复发作性剧烈疼痛，而无神经感觉和运动传导功能障碍的疾病。其为神经痛中最常见的一种，病因不明，又称原发性三叉神经痛。也有极少数继发于肿瘤、颅底炎症等其他原因。在中医学"面痛""头痛""偏头风"中有相似描述。

【临床表现】　本病表现为面颊（较多出现在三叉神经分布区内）突然发生闪电样剧痛，疼痛剧烈，常从鼻翼外向上颌，或从口角向下颌放射，呈烧灼、刀割、撕裂样疼痛，常伴患侧面肌抽搐、流涕、流涎，数秒或数分钟后自行缓解，短暂的极为剧烈的发作性疼痛，尤以第二、第三支为多，且多为单侧。发作短暂，持续 1～2 分钟，缓解期无痛如常人。疼痛可因触及面部某一点而诱发，该处称为扳机点，如上下唇、口角、鼻翼、颊部、舌等部位；多因口舌运动或外来刺激引起，如吹风、洗脸、说话、进食等。初起疼痛时间较短，间隔时间较长，久之发作次数频繁，持续时间长，疼痛程度加重，很少自愈。

【辨证分型】

(1) 风寒痹阻：痛处恶寒则发或遇寒尤甚，得热痛减，苔白，脉浮紧。

(2) 风热浸淫：面痛多在发热后出现，痛处有灼热感，苔薄黄或黄腻，脉数。

【取穴】

(1) 处方：第一支疼痛者取阿是穴、鱼腰、太阳；第二支疼痛者取阿是穴、四白、下关；第三支疼痛者取阿是穴、颊车、夹承浆。

(2) 配穴：风寒痹阻者加风池、列缺；风热浸淫者加曲池、合谷（图 4-22 至图 4-24）。

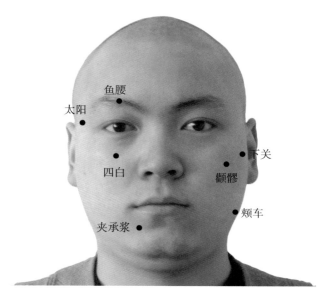

▲ 图 4-22　面部腧穴

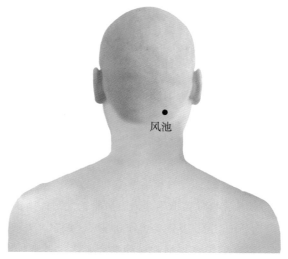

▲ 图 4-23　风池穴

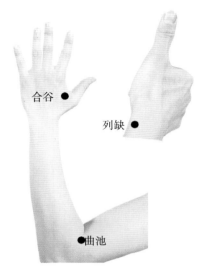

▲ 图 4-24　合谷、列缺、曲池穴

【操作】　常规消毒后，用皮肤针中度叩刺，每穴叩刺 20～30 下，以皮肤潮红为度。应避免触及"扳机点"。隔日 1 次，10 次为 1 个疗程。

【临床报道】　李氏等采用梅花针叩刺为主治疗原发性三叉神经痛患者 878 例。

治疗方法：主穴均取双侧。风热偏盛者取颈后部、骶部；风寒偏盛者取背部、腰部。配穴均取患侧。第一支疼痛者取鱼腰、下关；第二支疼痛者取四白、下关；第三支疼痛者取颊承浆、下关。颈后部，起自枕骨下缘，向下至第 1 胸椎。以正中线为中心，于脊柱两侧由上而下用梅花针叩刺 2～3 条侧线。背部，起自第 1 胸椎，向下至第 12 胸椎。以正中线为中心，于脊柱两侧 3～4 厘米，梅花针叩刺 3～4 条侧线。腰部，起自第 1 腰椎，向下至第 5 腰椎。以正中线为中心，于脊柱两侧 3～4 厘米，梅花针叩刺 3～4 条侧线。骶部，起自第 5 腰椎以下，至尾骨上方，以正中线为中心，在两侧 3～4 厘米，梅花针叩刺 3～4 条侧线。患者取伏卧位或伏坐位，局部常规消毒后，用梅花针在脊柱两侧每行各叩刺 3～4 遍，每遍约 10 次。叩刺颈背腰骶部位，以局部有出血点为止；四白穴、下关穴必须有强烈的闪电感传向上唇；鱼腰、颊承浆穴必须有强烈的紧握感。隔日叩刺 1 次，10 次为 1 个疗程，治疗 2 个疗程统计疗效。

治疗结果：临床治愈，患者自感疼痛消失，临床检查抚、触、压、揉局部不引起疼痛，随访 1 年无复发。显效，治疗后比治疗前疼痛减轻 80% 以上。无效，治疗后疼痛无好转。治愈：824 例（93.8%）；显效：47 例（5.4%）；无效：7 例（0.8%）。

典型病例：韩某，女，67 岁，1997 年 11 月 20 日就诊。5 年前突发右眶下部阵发性火灼样剧痛，不能说话、吃饭、喝水，走路震动即可引起疼痛发作，所以走路迈步都十分小心。曾做过射频热凝治疗，拔过 2 颗牙齿。现每日疼痛发作 6～7 次，每日口服卡马西平 3 次，每次 3 片。伴有喜暖恶冷、流涎、小便清长等风寒偏盛的症状。经梅花针叩刺背部、腰部，针刺四白、下关，每日 1 次，10 次为 1 个疗程。1 个疗程后疼痛明显减轻；2 个疗程后疼痛减轻 90%；3 个疗程后疼痛消失，追访 1 年未见复发。[李茂鹏，陈军，杨瑜瑛，等．叩刺为主治疗原发性三叉神经痛 878 例临床观察 [J]．中国针灸，2000（2）：87-88．]

【特别提示】

(1) 注意异常气候的变化，预防冷热气候等诱发因素。避免过度劳累和精神紧张。

(2) 鼓励进食，准备可口、色香味俱全的食物以增进食欲，防止营养不良。

(3) 保护眼睛，用眼药水点滴或用 3% 硼酸灭菌溶液定时冲洗，以防止角膜出现混浊、炎症或水肿。

四、面肌痉挛

【概述】 面肌痉挛，是指以阵发性、不规则的一侧面部肌肉无病性的不自主抽搐为特点的疾病，多为神经炎的后遗症，但机制不明确。属中医学"面抽""面风""筋惕肉瞤"的范畴。

【临床表现】本病主要表现为一侧面部肌肉阵发性抽搐，从眼眶周围细小的间歇性肌肉抽搐逐渐扩散至面及口角，引起同侧面部及口角抽搐，少数患者可伴有面部轻微疼痛。本病常在精神紧张时加重，睡眠时症状消失。轻者只是眼周抽动，甚则牵涉口角和面部，重者则会牵扯颌部，或耳，或头皮抽动。

【辨证分型】

(1) 风寒稽留：面部肌肉抽动，伴有面部拘紧，怕冷，遇寒尤甚，或面肌萎缩，常发生于面瘫日久未愈时，舌苔薄白，脉弦。

(2) 阳亢风动：面部肌肉抽动或跳动，面部拘紧，头痛头晕，失眠多梦，劳累或失眠则抽动明显，舌苔薄白，脉滑。

【取穴】

(1) 处方：风池、合谷、太冲、阿是穴。

(2) 配穴：病位在眼支分布区者加阳白、太阳、鱼腰；病位在上颌支分布区者加颧髎、迎香；病位在下颌支分布区者加地仓、颊车、承浆（图 4-25 至图 4-29）。

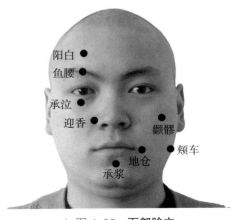

▲ 图 4-25　**面部腧穴**

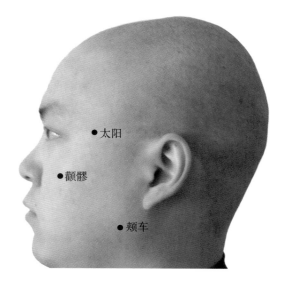

▲ 图 4-26　太阳、颧髎、颊车穴

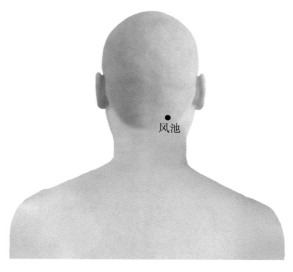

▲ 图 4-27　风池穴

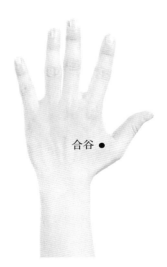

▲ 图 4-28　合谷穴

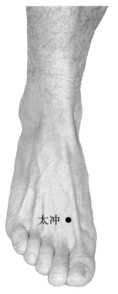

▲ 图 4-29　太冲穴

【**操作**】 穴位常规消毒后，先用轻度叩刺法，即用力较小，针尖接触皮肤的时间越短越好，待患者适应后予以中度叩刺，操作时，针尖起落要呈垂直方向，运用腕部的弹力，施行弹跳式叩打。注意在眼部区域叩刺时，嘱患者闭目，不要转动眼球，眼周及唇周采用环形叩刺，叩刺以面部潮红，患者感受轻度的热、胀痛，以表皮少许渗血为度。阿是穴选用面肌痉挛的起搏点。每次叩刺5～10分钟，隔日1次，10次为1个疗程。

【**临床报道**】 李氏等采用梅花针叩刺加拔罐治疗面肌痉挛患者30例。

治疗方法：依据面神经分布及支配区域分3组穴位区域。以眼睑肌痉挛为主，取眼针区域，太阳穴区为第1组；以颧面肌痉挛为主，取胃经循行区域，颧髎区域为第2组；以口轮匝肌痉挛为主，取唇周区、地仓区域为第3组；全面肌痉挛则在3组穴位区域中酌情选用。穴位常规消毒后，以右手的拇指、中指、无名指、小指握住针柄，食指伸直压住针柄，针尖对准皮肤先用轻刺法，即用力较小，针尖接触皮肤的时间越短越好。待患者适应后予以中等强度叩刺法，针尖起落要呈垂直方向，运用腕部弹力，施行弹跳式叩打。注意在眼针区域叩刺时，嘱患者闭目，不要转动眼球，医生用拇指按压瞳子髎穴区并向太阳穴牵扯，使眼部皮肤拉紧，以便于操作。眼周及唇周采用环形叩刺。叩刺以面部潮红，患者感受轻度的热、胀痛，表皮少许渗血为度。每次叩刺5～10分钟，然后依痉挛部位不同分别在太阳、颧髎、地仓穴区拔小号罐，时间5～8分钟为宜。隔日1次，10次为1个疗程。

治疗结果：治愈，面肌痉挛症状全部消失，随访半年未复发，14例；显效，面肌痉挛停止，但在精神紧张和疲劳时略有抽动，10例；有效，面肌痉挛次数减少，持续时间缩短，6例；无效，经1个疗程治疗，症状无明显改善，0例。总有效率100%。[李华，文蕾，姜立岩，等 . 梅花针叩刺加拔罐治疗面肌痉挛30例 [J]. 辽宁中医杂志，2006，33（5）：602.]

【**特别提示**】

(1) 该病可因精神紧张而发作或加重，故治疗期间患者应保持心情舒畅，防止精神紧张和急躁。局部注意避免受寒。

(2) 面部抽搐时，应双眼紧闭、嘴紧闭。

(3) 忌食辛辣刺激性食品，如辣椒、酒、蒜等，禁食酸性食物，宜多食新鲜蔬菜、水果。

五、肋间神经痛

【概述】 肋间神经痛是指在肋间神经支配区域发生的疼痛。有时由呼吸等因素激发，有时呈发作性加剧。本病属中医学"胸痹""胁痛"范畴。

【临床表现】

(1) 疼痛部位：肋间神经痛多由后向前，即从胸椎沿相应的肋间神经至前胸或腹部，呈半环形反射性疼痛，多为单支，双侧同时出现神经痛者甚少。

(2) 疼痛性质：疼痛剧烈，多为刺痛或烧灼样痛；可呈持续性或阵发性加剧；深呼吸、打哈欠、咳嗽、打喷嚏或脊柱活动时加重。

(3) 伴随症状：患部肌肉痉挛。

(4) 临床体检：压痛点，在相应的肋骨边缘有压痛；感觉异常，相应皮肤区可有感觉过敏或感觉减退；屈颈试验阳性，肋间神经痛患者不能屈颈，或屈颈试验时可加重疼痛。

当致病原因扩大，波及交感神经根干时，可出现心前区痛或腹痛等症状。某些波及脊髓或脊膜的病变，还可伴有下肢感觉及运动功能障碍，以致出现大小便功能紊乱等症状。

【辨证分型】

(1) 气滞血瘀：肋间持续疼痛，呼吸、咳嗽时症状加重，患处无红肿，按之疼痛增加，精神饮食正常。舌淡苔薄腻微黄，边有瘀点，脉弦细。

(2) 寒凝痰滞，气血壅阻：肋间局限性隐痛，患处平坦，皮色不变，按之疼痛增加，遇寒加重，精神饮食正常。舌淡苔薄腻，脉沉细弦。

(3) 肝气郁结：肋间疼痛并伴胸闷不畅，精神饮食正常，脉弦。

【取穴】

(1) 处方：阿是穴、相应夹脊穴、背俞穴。

(2) 配穴：气滞血瘀者加肝俞、期门、膈俞；寒凝痰滞，气血壅阻者加丰隆、阴陵泉；肝气郁结者加肝俞、太冲（图4-30至图4-32）。

【操作】 常规消毒，用梅花针在痛感中心螺旋样从内向外逐步扩大叩击范围，对阿是穴重叩，以渗出血珠为佳，再在阿是穴处拔罐，留罐5～10分钟，其他部位施以中度叩刺，每穴叩刺20～30下，以皮肤潮红为度。寒凝痰滞者可加温和灸，每日或隔日1次，5次为1个疗程。

【临床报道】 贲氏采用梅花针加火罐治疗肋间神经痛患者32例。

治疗方法：取阿是穴、期门、肝俞、胆俞、膈俞、支沟、太冲。皮肤常规消毒，用梅花针叩击，以皮肤潮红为度，然后用闪火法拔罐，每

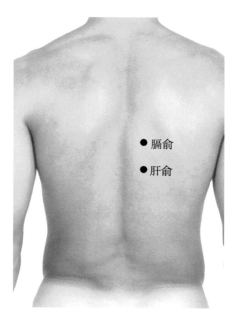

▲ 图4-30　肝俞、膈俞穴

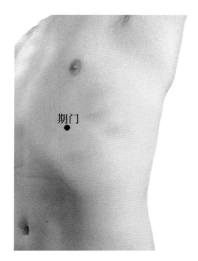

▲ 图 4-31　期门穴

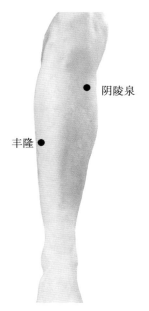

▲ 图 4-32　阴陵泉、丰隆穴

次取 2~4 个穴位，时间为 10 分钟，其中支沟、太冲用捻转泻法，不留针，隔日 1 次，5 次为 1 个疗程。

治疗结果：自觉疼痛完全消失，随访无复发为痊愈；疼痛明显减轻为有效；疼痛无明显改变为无效。此法治疗 32 例中，痊愈 24 例，占 75%；显效 7 例，占 21.9%；无效 1 例，占 3.1%；总有效率为 96.9%。

典型病例：李某，男，36 岁，机关干部，1999 年 12 月就诊。患者两侧胸胁疼痛 1 周。疼痛呈阵发性，游走不定，频繁发作，昼夜不止，当深吸气时呈针刺样疼痛，并有时伴有灼热感，情绪不佳时疼痛加重，口服中西药效果不佳，故来针灸科就诊。查皮肤无红肿，脊椎旁、胸骨旁、肋骨下缘有压痛，胸部 X 线、血常规、B 超检查均未见异常。舌苔白，脉弦。西医诊断为肋间神经痛，中医诊断为胁痛（气滞血瘀），按上方治疗，1 次后疼痛大减，情绪好转，发作频率减少，入夜能睡，嘱巩固治疗 2 次痊愈，随访未复发。[贲庆和．梅花针加火罐治疗肋间神经痛 32 例 [J]．中国针灸，2001，17（7）：36．]

【特别提示】 治疗应明确原发病灶，采用适当的治疗方法。

六、脑血管意外后遗症

【概述】 脑血管意外后遗症，是指脑血管疾病急性期过后遗留的半身不遂、语言不利、口眼㖞斜等症状，又称中风偏瘫、半身不遂，中医学称为"偏瘫""偏枯"。临床主要表现为一侧肢体及面部瘫痪。

【临床表现】 本病以一侧上下肢瘫痪无力，口眼㖞斜，舌强语謇为主症。兼见口角流涎，吞咽困难等表现。初期检查患侧肢体表现为软弱无力，知觉迟钝或稍有强硬，活动受限，以后逐渐可见患侧肢体强直、挛急、畸形和肌肉萎缩。

【辨证分型】

(1) 气虚夹瘀：头眩晕，精神不振，气短乏力，半身不遂，口眼㖞斜，言语不利，脉细涩无力，舌淡苔白，或有齿印。

(2) 血瘀痰滞：头眩或痛，口眼㖞斜，口角流涎，言语謇涩，舌根强硬，舌难外伸，半身不遂，脉涩或弦，舌质红或带紫斑，苔白。

【取穴】

(1) 处方：大脑皮质运动区、感觉区在头部皮肤的投影。

(2) 配穴：上肢活动不利加肩髃、臂臑、曲池、手三里、外关、合谷；下肢活动不利加髀关、伏兔、梁丘、足三里、悬钟、三阴交、太冲；语言不利加廉泉、金津、玉液；口角㖞斜加地仓、颊车、承浆、夹承浆、禾髎；气虚夹瘀者加气海、脾俞、胃俞、膈俞；血瘀痰滞者加膈俞、血海、丰隆（图 4-33 至图 4-39）。

【操作】 常规消毒后，轻度叩刺大脑皮质运动区、感觉区在头部皮肤的投影 10～20 遍，其他穴位宜中度叩刺，每穴叩刺 20～30 下，至皮肤潮红为度。四肢、躯干部穴位叩刺后可加拔罐 5～10 分钟。金津、玉液用三棱针点刺出血 1～2 滴。可配合推拿治疗。每日或隔日 1 次，10 次为 1 个疗程。

【特别提示】

(1) 饮食宜定时、有节，宜清淡，忌肥甘厚腻、辛辣刺激等助火生痰之品，多食润肠、降压、降脂、低糖易消化的食物，进食不宜过快。

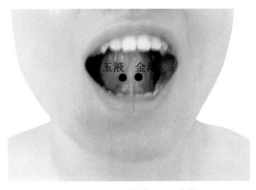

▲ 图 4-33 金津、玉液穴

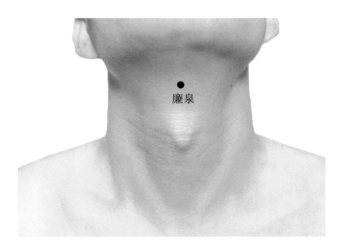

▲ 图 4-34　廉泉穴

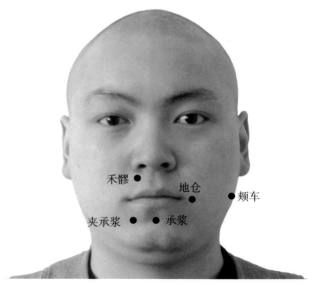

▲ 图 4-35　面部部分腧穴

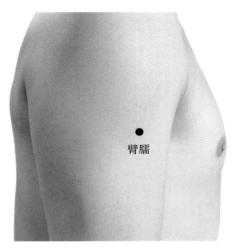

▲ 图 4-36　臂臑穴

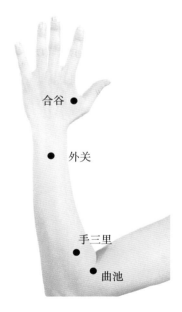

▲ 图 4-37　合谷、外关、手三里、曲池穴

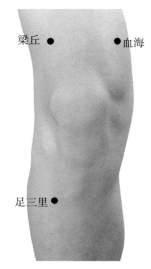

▲ 图 4-38　梁丘、血海、足三里穴

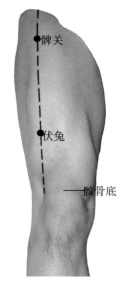

▲ 图 4-39　髀关、伏兔穴

(2) 嘱患者生活充实，心情愉快，鼓励患者树立战胜疾病的信心。

(3) 在给患者进行针灸治疗的同时，积极配合肢体功能及语言功能锻炼是非常必要的，应鼓励和协助患者做力所能及的锻炼，但不可操之过急或运动过度，否则会适得其反。

七、股外侧皮神经炎

【概述】　股外侧皮神经炎，又名"感觉异常性股痛"，是由于股外侧皮神经受损引起的大腿外侧皮肤感觉异常及疼痛的综合征，以中年男性为多见。本病属中医学"皮痹"范畴。

【临床表现】　本病发病过程缓慢渐进，患者自觉大腿前外侧皮肤呈针刺样疼痛，同时伴有异常感觉，如蚁走感、烧灼感、寒凉感、麻木感等。开始发病时疼痛呈间断性，逐渐变为持续性，有时疼痛可十分剧烈。衣服摩擦、动作用力、站立或行走时间过长都可使感觉异常加重。查体时大腿前外侧皮肤感觉、痛觉和温度觉减退甚至消失，部分伴有皮肤萎缩，但肌肉无萎缩，腱反射正常存在，无运动障碍。

【辨证分型】

(1) 气血虚弱：主要表现为肌肤麻木不仁，活动后加重，休息后可暂缓解。局部皮肤发凉，喜温近暖，时有蚁走感或刺痛感。舌淡苔白，脉细无力。

(2) 瘀血阻滞：主要表现为肌肤麻木不仁，多继发于有外力挤压的部位，定处不移，入夜尤甚。严重时针之不觉痛，掐之不知痒。舌红有瘀点、瘀斑，脉滞涩。

(3) 痰湿阻滞：主要表现为肌肤麻木不仁，伴有邻近关节疼痛，手足沉重。以手击之可暂缓轻快。舌红苔白腻，脉濡缓。

【取穴】

(1) 处方：感觉异常部位。

(2) 配穴：气血虚弱者加足三里、脾俞、胃俞；瘀血阻滞者加血海、膈俞、三阴交；痰湿阻滞者加阴陵泉、丰隆（图 4-40 至图 4-43）。

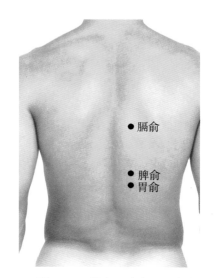

▲ 图 4-40　膈俞、脾俞、胃俞穴

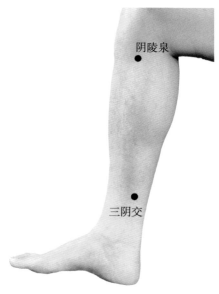

▲ 图 4-41　阴陵泉、三阴交穴

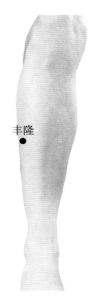

▲ 图 4-42　丰隆穴

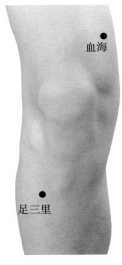

▲ 图 4-43　足三里、血海穴

【操作】 患者侧卧位，暴露患部皮肤，确定感觉异常部位，常规消毒后，用梅花针按经脉循行方向由上而下在病变区域叩刺5～8遍，轻者以皮肤潮红为度，重者以局部出血为度。叩刺完后可在病灶区拔罐。其他穴位实证施以中度叩刺，虚证施以轻度叩刺，以皮肤潮红为度。隔日1次，10次为1个疗程。

【临床报道】 李氏等采用梅花针刺血合并拔罐疗法治疗股外侧皮神经炎患者32例。

治疗方法：治疗组采用梅花针刺血合并拔罐治疗。患处皮肤常规消毒后，以梅花针行围打法，在感觉异常的皮肤处由外向内缓缓叩打，手法由轻到重，直至皮肤潮红，并出现少许渗血，10～15分钟。然后在叩刺部位拔罐5～10分钟，使拔罐部位充血发紫并拔出少许血液。起罐后用消毒棉球拭净血迹，外涂抗生素软膏以防感染。隔日治疗1次，5次为1个疗程，疗程间休息2天，再进行下1个疗程。对照组以电针治疗。每次从患侧风市、中渎、髀关、伏兔、阿是穴等中选用4穴，以1寸毫针直刺，得气后接电针治疗仪，用疏密波刺激，强度以使肌肉轻微抖动为度，时间持续25分钟，每日治疗1次，10次为1个疗程。疗程间休息2天，再进行下1个疗程。

治疗结果：痊愈，感觉异常完全消失；显效，感觉异常明显减轻，但有时仍有复发；有效，感觉异常减轻，但未能完全缓解，仍需治疗；无效，感觉异常无改善。治疗2个疗程后进行疗效判定及组间比较，结果显示治疗组32例中15例（46.9%）痊愈，10例（31.2%）显效，5例（15.6%）有效，2例（6.3%）无效。对照组的相应例数分别为8例（28.6%），6例（21.4%），3例（10.7%）和11例（39.3%）。两组疗效比较，治疗组明显高于对照组，差异显著（$P < 0.01$）。[李良平，孙玉萍，项凤梅. 股外侧皮神经炎32例 [J]. 中国民间疗法，2004，12（10）：19–20.]

【特别提示】

(1) 要探明原发病并积极治疗原发病，解除对股外侧皮神经的刺激。

(2) 对患部麻木区，除采用皮肤针密刺外，还可以拔火罐以利于症状改善。若患部麻木区皮温较低，有发凉感者，用皮肤针密刺患部后，随即加温灸，能提高疗效。

(3) 叩打患者麻木区，除对患部进行密刺外，还需在麻木区周围健康皮区进行疏通诱导叩打，即先叩打正常皮肤区，然后逐渐移向麻木阳性反应区。

八、末梢神经炎

【概述】 末梢神经炎，又称"多发性神经炎"，为两侧肢体远端对称性多发性的末梢神经变性疾病。常由重金属或化学药物中毒、代谢性疾病、营养障碍、感染、血液循环障碍等多种原因引起。主要表现为肢体远端对称性运动障碍、感觉障碍及自主神经功能障碍。可呈急性、亚急性或慢性病程。属中医学"痿证""痹证"范畴。

【临床表现】 本病多呈急性或亚急性过程，主要临床表现为以肢体远端为主的对称性感觉、运动及自主神经功能障碍，且常以下肢较重。初起时肢体对称性感觉过敏或感觉异常，如指（或趾）端烧灼、疼痛、发麻等，随后出现感觉减退以至消失，典型者为肢体对称性手套样及袜样感觉缺失，可从手足末端向上伸展，少数患者可有深感觉障碍，腓肠肌等处常有压痛，手足无力，进而出现肌萎缩等运动障碍症状，运动和感觉障碍的严重程度可不一致；并可出现自主神经障碍，如病变处皮肤变薄变冷，指甲变脆，出汗减少等。检查踝反射、桡反射、膝反射及肱二头肌反射均可减退或消失。

【辨证分型】

(1) 肺热伤津：发热多汗，热退后突然出现肢体软弱无力，皮肤干燥，心烦口渴，咽干，大便干燥，小便短黄。舌红苔黄，脉细数。

(2) 湿热浸淫：肢体逐渐出现痿软无力，下肢重，麻木不仁，小便赤涩热痛。舌红苔黄腻，脉濡数。

(3) 脾胃亏虚：肢体痿软无力，时好时坏，肌肉萎缩，神疲乏力，气短自汗，食少便溏，面色不华，舌淡苔白，脉细缓。

(4) 肝肾亏虚：肢体痿弱无力日久，肌肉萎缩，形瘦骨立，腰膝酸软，头晕耳鸣，或二便失禁，舌红绛少苔，脉细数。

(5) 瘀阻脉络：肢体痿软无力日久，麻木不仁，肌肤甲错，时有拘急疼痛，舌紫暗，苔薄白，脉细涩。

【取穴】

(1) 处方：夹脊穴、患肢末梢。

(2) 配穴：肺热伤津者加肺俞、尺泽、鱼际；湿热浸淫者加阴陵泉、行间；脾胃亏虚者加脾俞、胃俞；肝肾亏虚者加肝俞、肾俞；瘀阻脉络者加膈俞、血海、三阴交（图 4-44 至图 4-47）。

【操作】 常规消毒后，患肢末梢采用重刺激，叩刺 20～30 下，以微微渗血为度；夹脊穴采用中度刺激，自上而下叩刺 5～8 遍，以皮肤潮红为度，再加拔罐 5～10 分钟。余穴实证施以中度刺激，虚证施以轻度刺激，以局部皮肤潮红充血为度。每日或隔日 1 次，10 次为 1 个疗程。若病变局限于手指、足趾端者，可用皮肤针叩刺手足十宣或井穴，每隔 3～4 日叩刺 1 次。

【临床报道】 孙氏采用梅花针叩刺的毛刺疗法治疗末梢神经炎患者 15 例，有效者 9 例，占 60%。

典型病例：洪某，男，52 岁。双侧小腿及足部麻木 1 个月，近 1 周加剧，自觉两侧小腿及足部袜套状麻木、刺痛，时有蚁行及烧灼感，服西药未效，有糖尿病史 10 年。以梅花针循足阳明、足太阴、足少阴经分经叩刺，10 日为 1 个疗程，治疗 1 个疗程后症状减轻，3 个疗程而愈。[孙妍，冯玲媚 . 毛刺临床运用举隅 [J]. 中医药学报，2003，31（3）：27.]

【特别提示】

(1) 患末梢神经炎后应及早到医院检查治疗。详细回忆有关病史，并向医师提供全部病史资料，以便于找出病因。

(2) 积极治疗原发病，改善营养，纠正维生素缺乏，避免接触有害

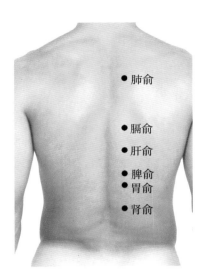

▲ 图 4-44 部分背俞穴

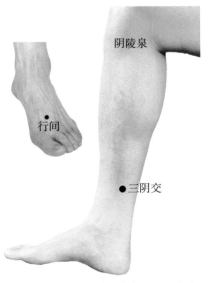

▲ 图 4-45 行间、阴陵泉、三阴交穴

金属及药物。

(3) 患者易出现皮肤瘙痒，应监督患者不要抓伤皮肤，避免皮肤破溃造成感染。嘱患者穿纯棉宽松的内衣裤。

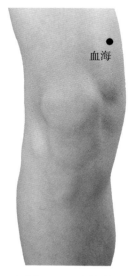

▲ 图 4-46　血海穴

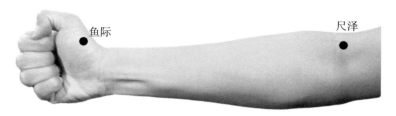

▲ 图 4-47　鱼际、尺泽穴

九、坐骨神经痛

【概述】　坐骨神经痛，是指沿坐骨神经通路及其分布区域（腰、臀、大腿后侧、小腿后外侧及足外侧）的放射性疼痛的一组临床症候群，是常见的周围神经疾病。坐骨神经痛可分原发性和继发性两类。原发性多与风湿、感染、受寒等因素有关；继发性多为邻近组织病变压迫坐骨神经所致，青壮年以腰椎间盘脱出症居多，老年人以增生性脊椎炎居多。在中医学"痹证""腰腿痛"中可见类似描述。

【临床表现】　本病主要表现为下腰部或臀部疼痛，沿股后向小腿后外侧与足背外侧呈放射性、电击样、烧灼样疼痛，呈持续性或阵发性加重，行走、弯腰时疼痛加重。检查时在臀部与大腿后侧有压痛点，直腿抬高试验阳性。通常分为根性坐骨神经痛和干性坐骨神经痛两种，临床上以根性坐骨神经痛多见。根性坐骨神经痛的病位在椎管内及神经根处，多继发于腰椎间盘突出症等，咳嗽或打喷嚏等导致腹压增加时可使疼痛加重。干性坐骨神经痛的病变部位在椎管外沿坐骨神经分布区，常见于髋关节炎、骶髂关节炎等疾病，该类型腹压增加时疼痛无影响。

【辨证分型】

(1) 寒湿留滞：腰腿痛剧，循经走行，屈伸不便。喜暖畏寒，遇阴雨寒冷气候则疼痛加剧，苔白腻，脉濡缓。

(2) 瘀血阻滞：多有腰部外伤史，腰腿疼痛如针刺刀割，经久不愈，转侧困难，入夜疼痛加重，舌质紫暗或有瘀斑，脉涩或滑。

(3) 正气不足：腰腿痛迁延不愈，喜揉按，多伴四肢感觉异常，乏力。

【取穴】

(1) 处方：足太阳经型取阿是穴、相应夹脊穴、肾俞、次髎、委中；足少阳经型取阿是穴、相应夹脊穴、环跳、风市、阳陵泉。

(2) 配穴：寒湿留滞者加腰阳关、肾俞；瘀血阻滞者加膈俞、委中；正气不足者加足三里、脾俞、胃俞（图 4-48 至图 4-52）。

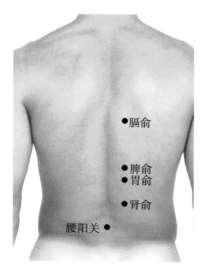

▲ 图 4-48 腰阳关、部分背俞穴

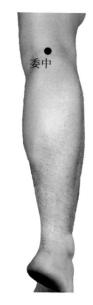

▲ 图 4-49 委中穴

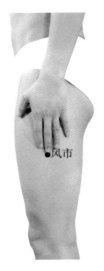

▲ 图 4-50　风市穴

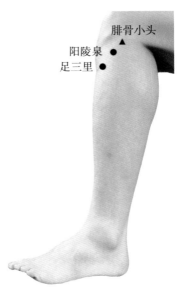

▲ 图 4-51　足三里、阳陵泉穴

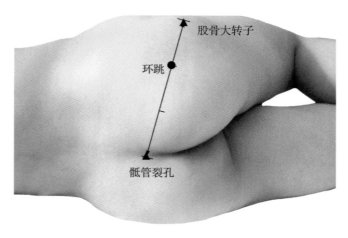

▲ 图 4-52　环跳穴

【操作】　常规消毒后，实证施以中度叩刺，虚证施以轻度叩刺，每穴叩刺 20～30 下，以皮肤潮红，微有出血为度。叩刺后可配合拔罐 5～10 分钟。如为根性坐骨神经痛可在夹脊穴重点叩打，干性坐骨神经痛可在腰骶部压痛点处重点叩打。每日或隔日 1 次，10 次为 1 个疗程。

【临床报道】　贾氏等采用梅花针叩刺加拔罐治疗坐骨神经痛患者 8 例。

治疗方法：取患侧环跳、委中、承山、阳陵泉、悬钟、昆仑，每次选 2～3 个穴位，常规消毒后用七星梅花针叩刺至皮肤潮红，然后用闪火法拔罐，留罐 15～20 分钟，罐内有少量血液渗出为宜。

治疗结果：治愈，疼痛消失，活动自如。好转，症状基本好转。无效，与治疗之前无明显变化。8 例患者中治愈 6 例，好转 2 例，无效 0 例。总有效率为 100%。

典型病例：吕某，男，42 岁，司机，2003 年 11 月 5 日就诊。主诉：下肢窜痛 7 天余，曾口服双氯芬酸钠肠溶片，外用伤湿止痛膏，未明显见效，遂来我院治疗。查：腰椎正侧位 X 线片未见异常。沿坐骨神经通路检查发现臀点（在坐骨结节与大转子连线中点）、腘点（腘窝中点）、踝点（外踝后方）均有明显压痛，且疼痛呈放射性。西医诊断为坐骨神经痛（干性）；中医诊断为痹证（行痹）。采用上述方法治疗 1 次后即感疼痛减轻，5 次后痊愈。[贾学峰，于春燕 . 梅花针叩刺加拔罐治疗坐骨神经痛 8 例 [J]. 青岛医药卫生，2005，37（3）：199.]

【特别提示】

(1) 急性期应卧床休息，睡硬板床。平时注意保暖，劳动时注意正确姿势。避免重体力劳动或风寒刺激，尤其应避免搬重物或弯腰捡东西等动作。

(2) 主动要求进一步检查，以明确病因。明确病因者，应积极配合病因治疗。

(3) 在压痛明显皮区或浅表毛细血管明显怒张处，可采用放血疗法，然后加拔火罐。

(4) 若因感受风寒湿邪而发病，遇寒冷症状加重，得温热感觉舒适者，可行皮肤针治疗后，在肾俞、环跳、足三里加艾灸。

(5) 本病常见小腿部及足趾麻木现象，可采用皮肤针密刺患处，重刺趾尖放血，小腿麻木区可用皮肤密刺后加拔火罐。

十、老年痴呆症

【概述】　老年痴呆症，是指 60 岁以上的老人因大脑器质性病变或持续代谢性损害而出现的感知、记忆、抽象概括能力和创造性思维能力等的严重衰退。具有慢性、进行性的特点，多为脑萎缩所致，包括阿尔茨海默病、血管性痴呆及混合性痴呆，也可见于乙醇中毒、抑郁症等。属中医穴"痴呆""善忘""郁证"范畴。

【临床表现】　早期多表现为敏感多疑，狭隘自私，主观固执，不顾他人，注意力不集中，做事草率马虎，墨守成规，难于熟悉新的工作环境。有时性格暴躁，情绪不稳，或行为幼稚，好似顽童。渐渐生活懒散，不爱整洁，不修边幅，食欲减退或饮食无度，白天困乏，晚上失眠，呈睡眠倒错。由于患者年迈，常不引人注意，以后逐步出现明显的智力减退，记忆障碍，其中最明显的为近事遗忘，后对远事亦遗忘，严重时忘记自己的姓名、住址，不认得自己的子女，常有虚构。逐渐发展至定向力、理解力、判断力均有障碍。情绪迟钝或易激惹，缺乏羞耻感，或出现幼稚性欣快。少数患者出现兴奋，或有片断荒谬的妄想与幻觉。妄想多为被害、自责、疑病、被盗、贫穷或夸大妄想。痴呆进一步发展，则幻觉妄想消失，生活不能自理，大小便失去控制，多死于继发性感染（褥疮、肺炎）和衰竭。

【辨证分型】

(1) 虚证

① 髓海不足：头晕耳鸣，怠惰思卧，毛发焦枯，骨软痿弱，舌淡苔白，脉沉细弱，两尺无力。

② 肝肾亏虚：颧红盗汗，眩晕耳鸣，肌肤不荣，舌红少苔，脉弦细数。

③ 脾肾两虚：倦怠流涎，四肢欠温，纳呆乏力，腹胀便溏，舌淡体胖，苔白滑，脉沉弱无力。

(2) 实证

① 心肝火盛：眩晕头痛，心烦不寐，咽干舌燥，尿赤便干，舌红便干，舌红苔黄，脉弦数。

② 痰浊阻窍：头痛如裹，腹胀痞满，呆钝少言，倦怠嗜睡，舌淡苔厚腻，脉濡滑。

③ 气滞血瘀：神情呆滞，智力减退，语言颠倒，善忘，口干不欲饮，久病反复加重，或肢体麻木不遂，舌质紫暗有瘀斑、苔薄白，脉弦细或涩。

【取穴】

(1) 处方：百会、四神聪、神庭、心俞、神门。

(2) 配穴：髓海不足者加悬钟；肝肾亏虚者加肝俞、肾俞、太溪；脾肾两虚者加脾俞、肾俞、命门；心肝火盛者加肝俞、行间；痰浊阻窍者加丰隆；气滞血瘀者加合谷、太冲、膈俞（图4-53至图4-59）。

【操作】 常规消毒后，实证施以中度叩刺，虚证施以轻度叩刺，每个穴位叩刺 20～40 下，以局部皮肤红晕为度。其中少冲点刺放血 2～3 滴。隔日 1 次，10 次为 1 个疗程。疗程间隔为 3～5 日。

【特别提示】

(1) 注意情志调节，防止头部外伤及中毒。

(2) 轻者进行耐心训练和教育，合理安排生活和工作。

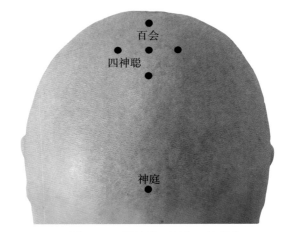

▲ 图 4-53 四神聪、百会、神庭穴

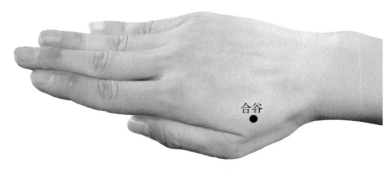

▲ 图 4-54 合谷穴

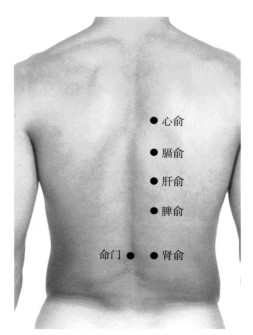

▲ 图 4-55　命门、部分背俞穴

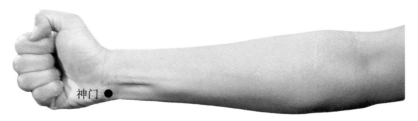

▲ 图 4-56　神门穴

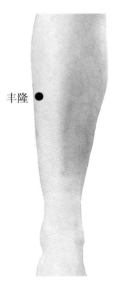

丰隆

▲ 图 4-57 丰隆穴

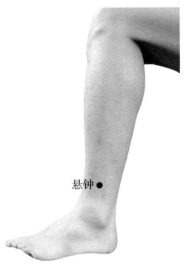

悬钟

▲ 图 4-58 悬钟穴

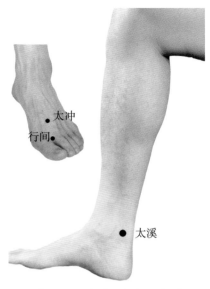

▲ 图 4-59　太冲、行间、太溪穴

(3) 重者要注意生活护理，防止跌倒、迷路、褥疮及感染等异常情况发生。

十一、重症肌无力

【概述】　重症肌无力是由于神经－肌肉接头间的传递障碍导致横纹肌易于疲劳无力。现认为其是一种自身免疫性疾病，女性发病率高于男性，以 20—30 岁多见。临床主要特征是受累骨骼肌极易疲劳，经休息或用胆碱酯酶抑制药可改善症状。本病属中医学"痿证"范畴。

【临床表现】　主要表现为部分或全身骨骼肌易于疲劳，在活动后加重，休息后减轻，晨轻暮重。临床上分为眼肌型和全身型。

眼肌型者表现为眼外肌麻痹，可出现眼睑下垂、复视、斜视。

全身型者除眼外肌麻痹外，可出现其他部位肌无力，表现为咀嚼无力，说话声音减低，带鼻音或嘶哑，吞咽困难，四肢无力等症状，严重者可因呼吸肌无力导致呼吸危象。

【辨证分型】

(1) 中气不足：多见于眼肌型及全身肌无力型轻者。上睑下垂，睁目困难，复视，四肢乏力，气短，纳呆便溏，面色萎黄，舌质淡苔薄白，脉沉细。

(2) 脾肾气阴两虚：多见于全身肌无力型及延髓肌型。肢软乏力，饮水则呛，咀嚼无力，咽干口燥，脘痞纳呆，腰膝酸软，或潮热盗汗，五心烦热，头昏耳鸣，舌质淡或红，少苔，脉细弱。

(3) 脾肾阳虚：多见于全身肌无力型。肢软无力，步履艰难，吞咽不利，胸闷气短，食少便溏，形寒怯冷，或面浮肢肿，舌淡胖有齿印，苔白滑，脉沉细而迟。

(4) 气血亏虚：多见于重症肌无力久病者。局部或全身肌无力明显，或部分肌萎缩，咀嚼困难，吞咽不利，气短懒言，语音低微，纳呆便溏，面白无华，舌淡苔薄白，脉细弱。

(5) 气虚血瘀阻络：见于全身肌无力型久病者。肢软乏力明显，气短懒言，吞咽不利，咀嚼无力，睁目困难，纳呆便溏，唇舌暗淡，或舌有瘀斑，苔薄白，脉细涩；实验室检查有血液流变学异常改变。

【取穴】

(1) 处方：背部膀胱经背俞穴、夹脊穴。

(2) 配穴：中气不足者加气海、足三里；脾肾气阴两虚者加气海、太溪；脾肾阳虚者加关元、腰阳关；气血亏虚者加气海、足三里；气虚血瘀阻络者加气海、血海、三阴交；眼肌无力者加刺眼眶周围；咽喉肌无力者加廉泉；上肢无力者加肩髃、臂臑、曲池、手三里、合谷；下肢无力者加髀关、伏兔、梁丘、足三里、上巨虚、下巨虚（图 4-60 至图 4-66)。

【操作】常规消毒后，用皮肤针中度叩刺背部膀胱经双侧的背俞穴、夹脊穴各 10 遍，至皮肤局部充血，后拔罐 5～10 分钟。余穴轻度叩刺，每个穴位叩刺 20～30 下，以皮肤潮红为度。隔日 1 次，10 次为 1 个疗

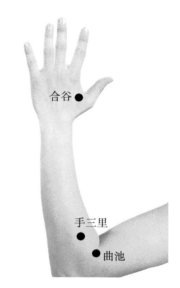

▲ 图 4-60　合谷、手三里、曲池穴

程，疗程间休息 5～7 天。

【临床报道】　徐氏等采用温针配合梅花针治疗重症肌无力眼肌型患者 36 例。

治疗方法：取足三里（双）、隐白（双）。经严格消毒后采用 (1)5 寸毫针先针隐白穴，得气后转针尖向上顺着足太阴脾经循行方向平刺 0.5～1 寸，用捻转补法，尽量让针感向上窜行。行针的同时嘱患者反复用力睁眼。然后再用 2.5 寸毫针针刺足三里穴，采用补法，得气后均留针 20～30 分钟，中间行针 3～5 次。留针期间，在上述穴位用艾条温和灸 15～20 分钟，见局部皮肤红晕为度。温针灸结束后，在患侧上睑部经严格消毒后用梅花针在局部皮肤反复叩刺，中等刺激，以患者感到局部稍有痛感且能耐受为度，见局部皮肤潮红即可。然后用艾条在叩刺部位灸 10 分钟左右。上述治疗每日 1 次，10 次为 1 个疗程，疗程间休息 5 日，再继续下一个疗程。治疗的同时嘱患者每日自行按摩上睑部

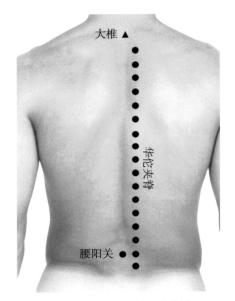

大椎 ▲

华佗夹脊

腰阳关

▲ 图 4-61　腰阳关、夹脊穴

2 次，每次 5 分钟，感觉局部发热为佳。

　　治疗结果：临床治愈为上睑下垂消除，开合功能正常，无复视，视力同前；显效为上睑下垂较治疗前有明显改善，其他症状基本消失；无效为经 2 个疗程以上治疗，症状改善不明显或无变化者。36 例中临床治愈 24 例（66.7%），显效 11 例（30.5%），无效 1 例（2.8%），总有效率 97.2%。治疗时间最短 18 次，最长 45 次，平均治疗 31.6 次。[徐化金，高学军. 温针配合梅花针治疗重症肌无力眼肌型 36 例 [J]. 河北中医，2001，23（1）：47.]

　　【特别提示】

　　(1) 饮食多予以高维生素、高蛋白、高热量的流质或半流质食品，以增进抵抗力。进餐时间要充分，不可催促患者，以防吸入性肺炎。

　　(2) 患者家属要稳定其情绪，消除思想顾虑，主动配合治疗，有信心战胜疾病。

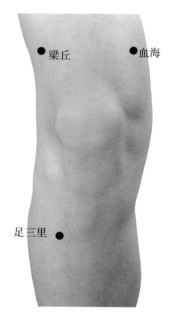

▲ 图 4-62　梁丘、血海、足三里穴

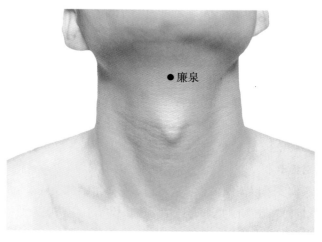

▲ 图 4-63　廉泉穴

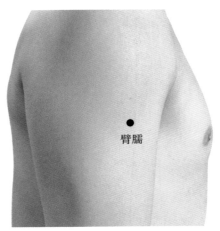

▲ 图 4-64 臂臑穴

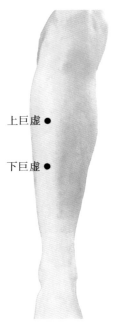

▲ 图 4-65 上巨虚、下巨虚穴

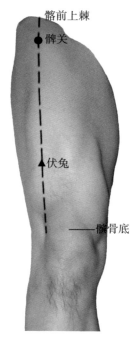

▲ 图 4-66　髀关、伏兔穴

(3) 劳逸结合，忌强行功能性锻炼。因为强行功能性锻炼会使骨骼肌疲劳，而不利于骨骼肌功能的恢复、肌细胞的再生和修复。

十二、神经衰弱

【概述】　神经衰弱，是指由于某些长期存在的精神因素引起脑功能活动过度紧张，从而导致精神活动能力的减弱，主要临床特点是易于兴奋又易于疲劳。常伴有各种躯体不适感和睡眠障碍，不少患者病前具有某种易感素质或不良个性，但无器质性病变存在。可以继发于感染或衰竭之后，或由于持续的精神紧张或情绪应激而发生。部分患者病前性格胆怯、敏感、多疑、缺乏自信、急躁和自制力差。若病程短、病因已除，经过及时治疗，预后大都良好。本病属中医学"失眠""郁证""不寐"的范畴。

【临床表现】

(1) 易兴奋，易激惹。

(2) 脑力易疲乏，如看书学习稍久，则感头胀，头晕，注意力不集中。

(3) 头痛部位不固定。

(4) 睡眠障碍，多为入睡困难，早醒，或醒后不易再入睡，多噩梦。

(5) 自主神经功能紊乱，可心动过速、出汗、厌食、便秘、腹泻、月经失调、早泄。

(6) 继发性疑病观念。

【辨证分型】

(1) 心脾两虚：失眠多梦，头目晕眩，怔忡健忘，体倦神疲，记忆力减退，食欲不振，面黄肌瘦，神情恍惚不可终日。舌质淡，苔薄白，脉细弱。

(2) 阴虚火旺：肾阴亏损，常见头晕耳鸣，怔忡健忘，胸闷不舒，舌干燥，失眠多梦，更有甚者，彻夜不眠，腰膝酸软，烦躁遗精，五心烦热，记忆力减退，注意力不集中，精神萎靡不振，小便黄，大便干，舌红少津，脉细数。

(3) 肝胃不和：长期消化不良，营养差，久而久之则表现为疲乏无力，面色苍白，健忘，头晕眼花，失眠多梦，精神恍惚等神经衰弱症状，并伴有脘腹饱满，恶心嗳气，纳谷不香，形体消瘦，部分患者出现长期便溏等消化道症状。舌质淡，苔腻，脉滑数。

(4) 心虚胆怯：心虚则神不安，胆怯则善惊易恐，故心悸多梦而易惊醒。心胆气虚，故气短胆怯。舌质偏淡，脉弦细。

【取穴】

(1) 处方：百会、四神聪、印堂、安眠、神门。

(2) 配穴：心脾两虚者加心俞、脾俞、足三里；阴虚火旺者加太溪、肾俞、肝俞；肝胃不和者加肝俞、脾俞、胃俞；心虚胆怯者加心俞、胆俞（图 4–67 至图 4–72）。

【操作】 常规消毒后，四神聪用皮肤针以百会为中心向外轻度叩刺，其他主穴均施以轻度叩刺，每穴叩刺 20～30 下，以皮肤出现红晕为度。配穴实证施以中度叩刺，虚证施以轻度叩刺，每个穴位叩刺 15～20 下，以局部潮红充血为度，叩刺后加拔罐 5～10 分钟。隔日 1 次，10 次为 1 个疗程。

【特别提示】

(1) 注意提高患者的心理素质，增强机体的自我防卫能力，树立正确的人生观。

(2) 建立有规律的生活习惯，安排好工作、学习和休息。学会科学用脑，防止大脑过度疲劳。

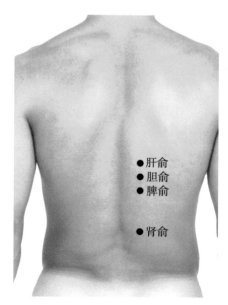

▲ 图 4-67　部分背俞穴

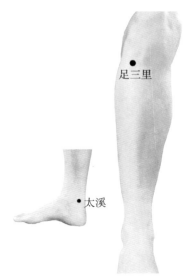

▲ 图 4-68 足三里、太溪穴

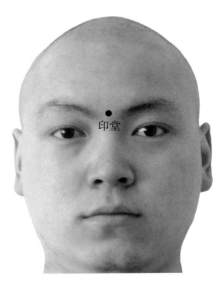

▲ 图 4-69 印堂穴

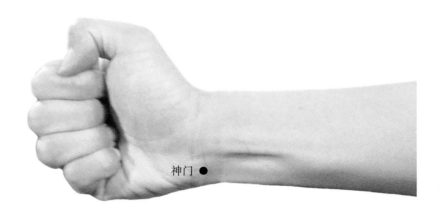

▲ 图 4-70　神门穴

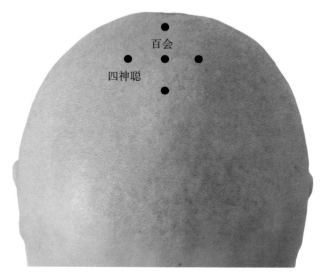

▲ 图 4-71　四神聪、百会穴

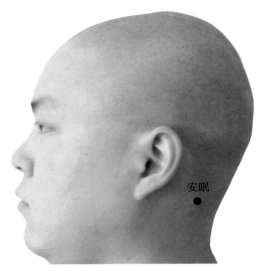

▲ 图 4-72　安眠穴

十三、发作性睡病

【概述】　发作性睡病是一种原因不明的睡眠障碍，主要表现为长期警醒程度减退和发作性不可抗拒的睡眠，多于儿童或青年期起病。多数患者伴有猝倒症、睡眠麻痹、睡眠幻觉等症状，合称为发作性睡病四联症。本病多见于缺乏睡眠的正常人。中医学称为"多寐""嗜卧"。

【临床表现】

(1) 多见于 15—25 岁，表现为发作性睡病四联症。

睡眠发作：白天出现不能克制的睡意和睡眠发作，在阅读、看电视、骑车或驾车、听课、吃饭或行走时均可出现，一段小睡（10～30分钟）可使精神振作。

猝倒发作：常由于强烈情感刺激诱发，表现为躯体肌张力突然丧失，但意识清楚，不影响呼吸，通常持续数秒，发作后很快入睡，恢复完全。

睡眠幻觉：可发生于从觉醒向睡眠转换（入睡前幻觉）或睡眠向觉醒转换（醒后幻觉）时，为视、听、触或运动性幻觉，多为生动的不愉快感觉体验。

睡眠麻痹：是从 REM（快速眼动睡眠）中醒来时发生的一过性全身不能活动或不能讲话，呼吸和眼球运动不受影响，持续数秒至数分钟。

(2) 约半数患者有自动症状或遗忘症发作，颇似夜间睡行症，持续数秒、数小时或更长，患者试图抵制困倦而逐渐陷入迷茫，但仍可继续自动执行常规工作，对指令无反应。常突发言语，但不知所云，对发生的事情完全遗忘。可有失眠、睡眠不深、晨起后头脑清醒、晨间头痛、肌肉疼痛、耳鸣、无力、抑郁、焦虑和记忆力减退等。

【辨证分型】

(1) 痰湿困脾：多见于形体肥胖之人，胸闷，纳呆，大便不爽，痰多返恶，身重嗜睡，舌苔白腻，脉濡缓。

(2) 脾气不足：多见于病后或高龄人，神疲食少，食后困倦嗜睡，懒言，易汗，舌淡苔薄白，脉虚弱。

(3) 肝郁脾虚：长期忧愁思虑，精神萎靡不振，头昏欲睡，多梦，时有两胁不适，纳呆食少，大便不利，舌苔薄白或稍腻，脉弦细或涩。

(4) 血虚：面色萎黄无华，纳呆食少，精神萎靡，心悸气短懒言，头晕目眩，舌淡苔薄白，脉沉细无力。

(5) 湿浊蒙蔽：头重如裹，口干黏腻，不思饮水，胸闷不饥，二便不利，舌苔厚腻。

【取穴】

(1) 处方：百会、四神聪。

(2) 配穴：痰湿困脾者加丰隆、阴陵泉、脾俞；脾气不足者加中脘、脾俞、气海；肝郁脾虚者加太冲、肝俞、脾俞；血虚者加足三里、脾俞；湿浊蒙蔽者加阴陵泉、丰隆（图 4-73 至图 4-76）。

【操作】　常规消毒后，四神聪用皮肤针以百会为中心向外轻度叩刺，其他穴位实证施以中度叩刺，虚证施以轻度叩刺，每个穴位叩刺20～30 下，以局部稍有出血点为宜，用消毒干棉球擦净即可。隔日1 次，10 次为 1 个疗程。

【临床报道】　刘氏采用针刺加梅花针治疗发作性睡病患者 21 例。

治疗方法：先用毫针刺百会、风府、悬钟，针下得气后，先小角度、慢频率、轻用力捻转半分钟，留针 20 分钟。起针后，用梅花针在头部沿督脉、膀胱经、胆经的循行方向轻轻叩刺，以局部稍有出血点为宜。每日 1 次，10 次为 1 个疗程。并嘱其在治疗期间调情志，慎起居，规律睡眠。

治疗结果：本组病例，经 2 个疗程治疗后，痊愈（自觉症状消失，精力充沛）11 例，占 52.14%；有效（自觉症状消失，偶有精神不振）

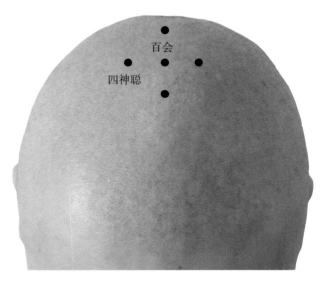

▲ 图 4-73　百会、四神聪穴

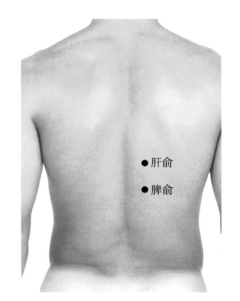

▲ 图 4-74　肝俞、脾俞穴

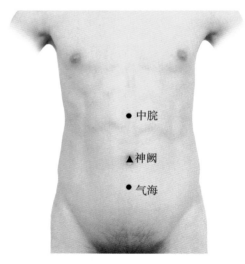

▲ 图 4-75　中脘、气海穴

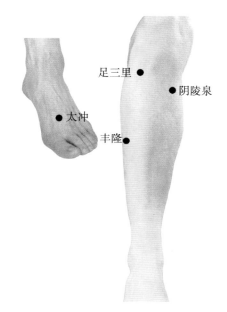

▲ 图 4-76　太冲、丰隆、足三里、阴陵泉穴

9 例，占 42.18%；无效（症状在治疗前后无改变）1 例，占 4.8%。总有效率 95.2%。

典型病例：王某，男，18 岁，学生，1997 年 4 月 24 日初诊。主诉：嗜睡 2 年余，并发突然跌倒 1 次。病史：2 年前由于学习紧张，夜间睡眠减少，致白天尤其下午上课时精神萎顿，甚至短暂睡眠。近 1 天，在与同学打闹时，突然全身无力跌倒，不能动弹，意识清楚，稍休息后恢复正常，查脑 CT 未见异常。诊断为发作性睡病伴猝倒症。按上述方法治疗 14 次，症状消失，精力充沛。追访 1 年无复发。[刘锦丽 . 针刺加梅花针治疗发作性睡病 21 例 [J]. 中国针灸，2000（7）：412.]

【特别提示】

(1) 生活要有规律，按时作息，养成良好的睡眠习惯。

(2) 保持乐观的情绪，树立战胜疾病的信心，避免忧郁、悲伤，但也不宜过于兴奋。因为兴奋失度可诱发猝倒。

(3) 最好不要独自远行，不要从事高空、水下作业，更不能从事驾驶车辆、管理各种信号及其他责任重大的工作，以免发生意外事故。

第5章　骨伤科疾病

一、落枕

【概述】　落枕，是指急性单纯性颈项强痛，运动受到限制的病证，乃颈部伤筋。轻者4~5日自愈，重者可延至数周不愈；如果频繁发作，常常是颈椎病的反应。常因睡眠姿势不当，劳累后局部肌肉受冷，颈部肌肉扭伤及长时间过于牵拉所形成的纤维组织炎。中医学认为，本病是由于风寒之邪侵于项背部，使经络受阻所致。

【临床表现】　患者早晨起床后，单侧颈部牵拉酸痛，颈项俯仰、转侧活动受限，头向患侧倾斜，无发热，无肿胀，疼痛可扩散到同侧肩背部及上臂，患侧颈项肌肉痉挛，有明显压痛点，兼有头痛怕冷等症状。

【辨证分型】

(1) 督脉、太阳经病变：项痛，头部俯仰活动受限，压痛主要集中在项背部脊柱正中及脊柱两旁。

(2) 少阳经病变：项痛，颈部左右转侧活动及侧屈受限，压痛主要集中在颈部两侧。

【取穴】

(1) 处方：阿是穴、落枕、承浆。

(2) 配穴：颈痛不能顾者加后溪、风池；颈痛连肩者加肩井、天髎、肩外俞、肩中俞、曲垣；颈痛不能俯仰者加昆仑、天柱（图5-1至图5-4）。

【操作】　常规消毒后，施以中度叩刺，每穴叩刺20~30下，以红晕不出血为宜。阿是穴可在叩刺后拔火罐 5～10 分钟，可配合推拿治疗。急性期每日 1 次，中病即止。

【特别提示】

(1) 平时要注意颈部的锻炼，避免长期伏案工作或经常低头。

(2) 枕头高低要适宜，避免过高，同时局部注意避免受寒。

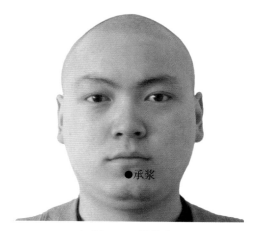

▲ 图 5-1　承浆穴

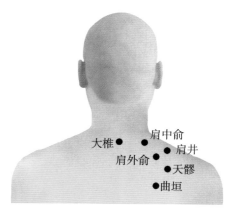

▲ 图 5-2　颈项局部腧穴

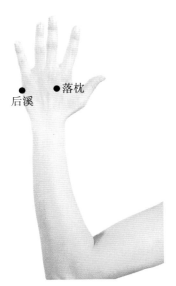

▲ 图 5-3　落枕、后溪穴

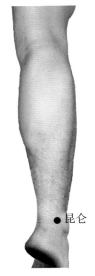

▲ 图 5-4　昆仑穴

(3) 叩打时嘱患者头向患侧转动 2～3 次，或做背屈仰天及前屈低头动作数次。

二、颈椎病

【概述】 颈椎病，又称颈椎综合征，指颈椎间盘退行性病变、颈椎骨质增生及颈部损伤等引起颈段脊柱内外平衡失调，刺激或压迫颈部神经、血管而产生的一系列症状。大多是因颈椎间盘退变，椎体肥大等病理性变化导致颈椎脊髓、神经根、椎动脉受压迫。可发生于任何年龄，以 40 岁以上中老年人为多见。临床可分为颈型、神经根型、脊髓型、椎动脉型、交感神经型和混合型。属中医学"痹证""头痛""眩晕"等范畴。

【临床表现】 临床各型表现有所不同，但均可有颈、肩臂、肩胛上背疼痛。神经根型常伴有一侧颈、肩、臂放射痛，手指麻木，肢冷，上肢发沉、无力、持物坠落等，常于夜间因双侧或一侧手麻木不适而醒，改变体位或活动患肢及手指可缓解。脊髓型常伴有上肢或下肢一侧或双侧麻木、酸软无力，甚则出现不同程度的不完全痉挛性瘫痪，如活动不便、步态笨拙、走路不稳等，同时有颈部疼痛、僵硬和手指疼痛。椎动脉型常常有颈痛的病史，伴有头晕、恶心、呕吐、体位性眩晕、猝倒、视物不清等症，且症状常因头部转动或侧弯至某一位置而诱发或加重。交感神经型可出现头沉、头晕头痛、心慌、胸闷、肢冷、肤温低等症。混合型常同时出现以上多型症状。

【辨证分型】

(1) 寒湿阻络(常见于颈椎病颈型和神经根型)：头痛或后枕部疼痛，颈僵，转侧不利，一侧或两侧肩臂及手指酸胀痛麻；或头痛牵涉至上背，肌肤冷湿，畏寒喜热，颈椎旁可触及软组织肿胀结节。舌淡红，苔薄白，脉细弦。

(2) 气血两虚夹瘀 (常见于椎动脉型颈椎病)：头昏，眩晕，视物模糊或视物目痛，身软乏力，纳差，颈部酸痛，或双肩疼痛。舌淡红或淡胖，边有齿痕。苔薄白而润，脉沉细无力。

(3) 气阴两虚夹瘀（常见于椎动脉型和交感神经型颈椎病）：眩晕反复发作，甚者一日数十次，即使卧床亦视物旋转，伴恶心，呕吐，身软乏力，行走失稳，或心悸，气短，烦躁易怒，咽干口苦，眠差多梦等。舌红，苔薄白或微黄而干，或舌面光剥无苔，舌下静脉胀大。脉沉细而数，或弦数。

(4) 脾肾阳虚夹瘀（常见于脊髓型颈椎病手术后遗症或久治不愈者）：四肢不完全瘫痪（硬瘫或软瘫），大小便失禁，畏寒喜暖，饮食正常或纳差。舌淡红，苔薄白或微腻，脉沉细弦，或沉细弱。

【取穴】

(1) 处方：阿是穴、颈夹脊、风池、肩井。

(2) 配穴：寒湿阻络者加大椎；气血两虚夹瘀者加气海、脾俞、胃俞、足三里、膈俞；气阴两虚夹瘀者加中脘、气海、太溪、膈俞；脾肾阳虚夹瘀者加脾俞、肾俞、命门、膈俞；手指麻木者加八邪；眩晕呕吐者加内关、中脘（图 5-5 至图 5-10）。

【操作】　常规消毒后，施以中度叩刺，先叩打阿是穴，再叩打局部和远端穴，以皮肤微微渗血为度。阿是穴可在叩刺后加拔火罐 5～10 分钟，去罐后拭去瘀血，常规消毒。可配合推拿治疗，隔日 1 次，5 次为 1 个疗程。

【临床报道】　冯氏等采用指压天宗穴加梅花针叩刺火罐治疗颈项强痛患者 40 例，对照组采用推拿疗法治疗 40 例。

治疗方法：治疗组取天宗（根据病情需要取单侧或双侧天宗穴）。患者取坐位，双手大拇指压在天宗穴上，其余四指夹持局部，先用揉按方法，然后一边指压天宗穴，一边嘱患者左右旋转活动颈部（以患者能忍受为度）。压力保持在穴位中心，以使经气达到病所。指力一定要压足，使患者产生酸、麻、胀感觉，酸、麻、胀越强烈，效果越好。施术时间一般为 3 分钟。指压天宗穴后休息片刻，用 75% 的酒精消毒天宗穴周围，用梅花针重叩至皮肤少量出血，然后用闪火法拔罐，留

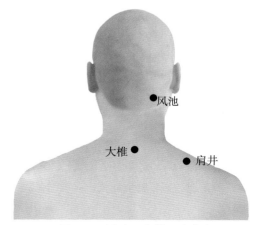

▲ 图 5-5　风池、大椎、肩井穴

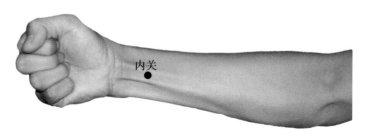

▲ 图 5-6　内关穴

罐 10～20 分钟。每日 1 次，5～10 天为 1 个疗程。对照组选用推拿手法包括①一指禅推法于双侧风池穴及患侧颈肩部。②㨰、揉、擦双侧颈肩部，以患侧颈肩部为主。③弹拨患侧颈肩部，拿肩井。④颈部摇法。⑤颈部斜扳法，左右各 1 次。每日 1 次，5～10 天为 1 个疗程。

　　治疗结果：治疗组痊愈（症状消失，头颈上肢运动功能正常，能参加工作，夜寝安）27 例；显效（症状明显好转，偶有疼痛或麻木，头颈活动尚可，夜寝安）10 例；有效（治疗前后症状及体征有好转，但仍疼痛、麻木，夜寝尚安）3 例，总有效率为 100%。对照组分别为痊愈 15、显效 16、有效 9 例，有效率为 100%。两组疗效比较，经统计学检验，治疗组疗效明显优于对照组。

典型病例：杨某，女，63 岁，退休教师。自述颈项痛 3 年，以左侧为主。常因劳累后诱发，至持续性刺痛，颈部僵硬，头项活动时，疼痛加重，疼痛常从颈部牵及肩部和上臂部，左手指麻木无力，头部转动时，可闻声响。查：左侧颈部肌肉紧张，活动受限，天宗穴有明显压痛点，有条索状物，胛缝处有明显压痛点。X 线示 $C_{3\sim5}$ 轻度增生。诊断为颈椎病（颈型）。治疗上先揉按天宗穴，后指压有条索状物的位置，患者出现酸胀的感觉，随即颈部活动轻松，指压 3 分钟后，患者自我感觉很舒适；梅花针重叩出血加拔火罐治疗。共治疗 5 次痊愈。[冯玲媚，张军，冯泽晖. 指压天宗穴加梅花针叩刺火罐治疗颈项强痛 80 例临床观察 [J]. 江西中医药，2005，36（267）：53-54.]

【特别提示】

(1) 可配合按摩、牵引疗法，可在疼痛局部皮肤针刺后加拔罐。

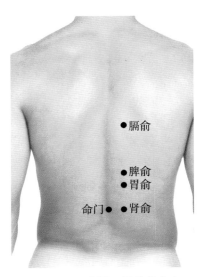

▲ 图 5-7　命门、部分背俞穴

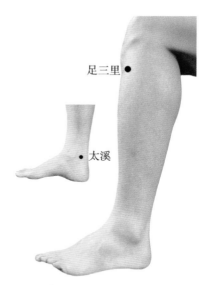

▲ 图 5-8　足三里、太溪穴

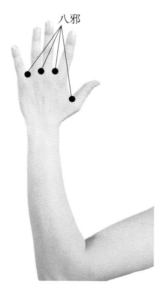

▲ 图 5-9　八邪穴

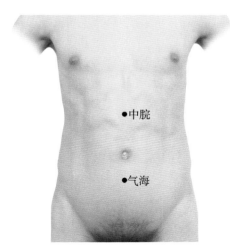

▲ 图 5-10　中脘、气海穴

(2) 注意有意识地做颈项的俯仰、旋转动作，以提高疗效。

(3) 治疗期间适当休息，避免过劳、受寒，睡眠时枕头高低要适当。

三、肩周炎

【**概述**】　肩周炎，是指肩关节及其周围的肌腱、韧带、腱鞘、滑囊等软组织的急慢性损伤，或退行性变，致局部产生无菌性炎症，从而引起以肩部疼痛和功能障碍为主症的一种疾病。发生于中老年 50 岁左右，女性多见，故又称为"五十肩"。属中医学"漏肩风""肩凝风"范畴。

【**临床表现**】　肩部疼痛、酸重，夜间为甚，常因天气变化及劳累而诱发或加重，患者肩前、肩后及外侧均有压痛，主动和被动外展、后伸、上举等功能明显受限，后期可出现肌肉萎缩。

【**辨证分型**】

(1) 手阳明经证：肩前部压痛明显。

(2) 手少阳经证：肩外侧压痛明显。

(3) 手太阳经证：肩后部压痛明显。

【取穴】

(1) 处方：肩髃、肩髎、肩贞、阿是穴。

(2) 配穴：手阳明经证者加曲池、手三里、合谷；手少阳经证者加肩井、臑会、外关；手太阳经证者加秉风、天宗、小海、后溪（图 5-11 至图 5-15）。

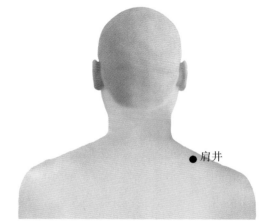

▲ 图 5-11　肩井穴

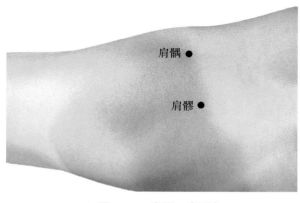

▲ 图 5-12　肩髃、肩髎穴

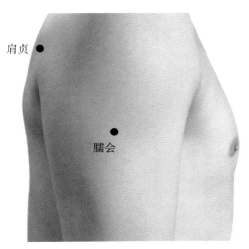

▲ 图 5-13　肩贞、臑会穴

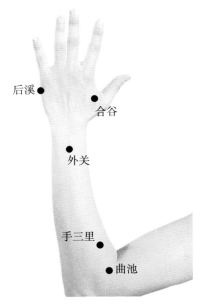

▲ 图 5-14　上肢部腧穴

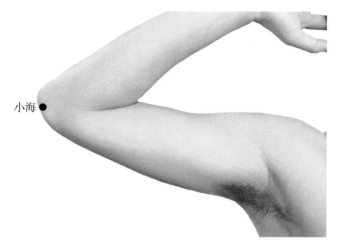

▲ 图 5-15　小海穴

【操作】　充分暴露患侧上肢，常规消毒后，以阿是穴为中心，向四周呈放射状重叩，若无明显压痛点则在肩关节疼痛区域中度叩刺，以渗出血液为度，叩刺后配合拔罐 5～10 分钟。余穴施以中度叩刺，每穴叩刺 20～30 下，以皮肤潮红为度。可配合推拿治疗。隔日 1 次，10 次为 1 个疗程。

【临床报道】　范氏采用梅花针叩刺加拔火罐治疗肩周炎患者 48 例。

治疗方法：患者取侧卧位，局部常规消毒后，先用梅花针垂直叩击患肩皮肤，重点叩击患肩所属穴位及痛点，叩打频率每分钟 50～70 次，时间约 10 分钟，以局部皮肤潮红为度。接着用闪火法拔罐，留罐 5 分钟左右，以局部皮肤每罐内出血 1～2 毫升或吸出泡沫状液体为度，起罐后用消毒棉球擦干即可。疗程每天 1 次，或隔日 1 次，10 次为 1 个疗程，经治疗 1 个疗程后，休息 3 天，然后继续治疗。

治疗结果：痊愈为肩部疼痛消失，功能活动完全恢复正常，上举＞ 140°，外展大于 70°，内收时手指能摸到对侧肩峰。显效为肩部疼痛消失或偶有轻微痛，功能活动基本恢复，能参加日常工作及劳动。好转为肩部疼痛减轻，功能活动稍有恢复，疼痛减轻，但未完全消失。无效为与治疗前对比，各方面均无进步。48例患者治疗最少7次，最长3个疗程。治愈27例，占56%；显效14例，占29%；好转5例，占10.4%；无效2例，占4.2%；有效率95.83%。[范达.梅花针加拔火罐治疗肩周炎48例[J].广西中医药，2006，29（2）：42.]

【特别提示】

(1) 肩部疼痛，肌肉发僵，活动障碍者可在患部、阳性物处和阳性反应区密刺后加拔火罐或艾灸。

(2) 配合按摩疗法，患者应加强肩关节的功能锻炼。

(3) 局部注意保暖，避免受寒。

四、颈肩肌筋膜炎

【概述】 颈肩肌筋膜炎，是指筋膜、肌肉、肌腱、韧带等软组织的病变，引起颈后部及肩部疼痛、僵硬、肌肉痉挛，可触及条索状物，颈部伸展活动受限和软弱无力等。属中医学"痹证"范畴。

【临床表现】 急性或慢性颈后部、肩部、两肩胛背之间疼痛，多为一侧，有肩部受压感，无固定的明显压痛点。项部、肩部、背部肌肉痉挛，有广泛压痛，颈部伸屈活动可受限，肩胛骨前后活动可有不适感。

【辨证分型】

(1) 风寒痹阻：常有受凉或久卧湿地的诱因，导致颈、肩、背、头痛，颈部活动受限，肩胛骨前后活动不适，甚则手臂麻木发冷，遇寒加重，得温则减。舌苔薄白或白腻，脉弦紧。

(2) 劳伤血瘀：由外伤史或长期久坐低头等不良姿势，出现颈项、肩、背、头痛，可向手臂放射，甚则麻木，颈部活动受限，肩胛骨前后活动不适。舌质紫暗有瘀点，脉涩。

【取穴】

(1) 处方：阿是穴、肩井、天髎、曲垣、肩外俞、肩中俞、华佗夹脊穴等。

(2) 配穴：风寒痹阻者加风门、大椎（灸）；劳伤血瘀者加膈俞（图 5-16 和图 5-17）。

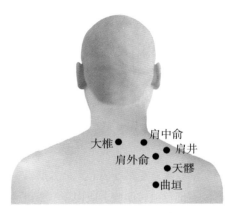

▲ 图 5-16　颈肩局部腧穴

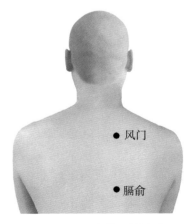

▲ 图 5-17　风门、膈俞穴

【操作】 主穴每次选取 4～5 个穴位，常规消毒后，以皮肤针快速围刺阿是穴，余穴施以中度叩刺，每个穴位叩刺 20～30 下，以皮肤出现红晕充血为最佳，然后拔罐 5～10 分钟。可配合温和灸 15～20 分钟。隔日 1 次，5 次为 1 个疗程。

【临床报道】 田氏等采用皮肤针围刺阿是穴及邻近腧穴联合艾灸法治疗颈肩肌筋膜患者 38 例。

治疗方法：取穴以阿是穴为主，辅以邻近腧穴，如肩井、天宗、巨骨、肩外俞、华佗夹脊穴等。每次取 4～6 穴。阿是穴及局部穴皮肤常规消毒后，以皮肤针快速围刺病变部位腧穴，以围刺周围出现红晕充血为最佳，然后拔罐 5～10 分钟，隔日 1 次，5 次为 1 个疗程。皮肤针围刺完毕即可进行艾灸治疗，首先选准触压时阿是点，也就是最敏感的压痛点，施以艾灸疗法，以局部皮肤潮红、皮肤发热为度，每次 10～15 分钟，隔日 1 次，5 次为 1 个疗程。

治疗结果：痊愈，临床症状及体征均消失，1 年内无复发；有效，临床症状消失，按压患处有轻压痛，劳累或受凉后可有轻度不适；无效，经系统治疗后，症状、体征无明显改善。经 1～2 个疗程治疗后统计，38 例中痊愈 34 例，其中 5 次内治愈 22 例，10 次内治愈 12 例；有效 4 例；无效为 0。总有效率 100%。[田明萍，肖宝香，田泳. 皮肤针围刺阿是穴及邻近腧穴治疗颈肩肌筋膜 38 例 [J]. 中医外科杂志，2002，11（1）：36.]

【特别提示】

(1) 皮肤针围刺完毕后可进行艾灸治疗，首先选准触压时阿是点，也就是最敏感的压痛点，施以艾灸灸治，疗效更好。

(2) 平时注意坐姿，长期伏案工作者应注意颈部保健，多活动颈部或做自我按摩，放松颈部肌肉。

(3) 局部注意保暖，避免受寒。

五、肋软骨炎

【概述】 肋软骨炎，又称"泰齐综合征"，是一种自限性、非化脓性的肋骨软骨病。病因不明，多发生在第2肋软骨连接处，自感局部疼痛，咳嗽或深呼吸时加重；病变部位隆起、增粗、增大，有压痛，但无炎症表现。X线检查多无阳性发现，偶可见软骨前端增宽、增厚。属中医学"痹证""胸痛"范畴。

【临床表现】 好发于20—30女性，男女之比为1：9。病变部位多在胸前第2~5肋软骨处，以第2、3肋软骨最常见，也可侵犯胸骨柄、锁骨内侧和前下诸肋软骨。局部肋软骨轻度肿大隆起，表面光滑，皮肤正常，局部有压痛，咳嗽，上肢活动或转身时疼痛加重。病程长短不一，可数月至数年不等，时轻时重，反复发作。部分患者年久肿大缩小、疼痛消退而自愈。X线多无异常表现。

【辨证分型】

(1) 气滞血瘀：因跌打损伤，胸胁受损，瘀血内结，血瘀气滞，脉络阻滞，不通则痛，导致疼痛肿胀。往往起病急，脚肋部疼痛时作，局部肿胀明显，疼痛呈刺痛或胀痛，痛有定处，日轻夜重，转侧活动困难，舌红或紫暗，脉弦数。

(2) 肝郁气滞：多因情志抑郁或精神刺激而致肝失疏泄，肝气郁结，气机郁滞。常见脚肋部胀满疼痛，痛处不固定，可走窜作痛，胸闷，善太息，深呼吸或咳嗽疼痛可加剧，口干苦，纳呆，便秘，舌苔薄白或薄黄，脉弦紧。

(3) 风寒湿痹阻：素体虚弱，正气不足，卫外不固，风寒湿邪气乘虚而入，致使气血凝滞，经脉痹阻。胸肋部肿胀疼痛，时轻时重，肢体拘急不舒，喘息咳唾，胸背痛，短气。偏寒者得寒痛增，得热病缓，舌淡苔白腻，脉沉紧。偏湿者肢体重着、麻木，舌质淡红，苔腻，脉濡数。

(4) 气血亏虚：久病不愈，体质虚弱，气血失养，气虚不能生血或血虚无以化气。患病日久，形体消瘦，面色苍白，脚肋部肿胀隐痛，时轻时重，劳累后痛势加重，休息后缓解，舌质淡，苔薄，脉细弦。

【取穴】

(1) 处方：患部阳性反应点及阳性反应区。

(2) 配穴：气滞血瘀者加太冲、期门、膈俞；肝郁气滞者加肝俞、太冲；风寒湿痹阻者加风门、阴陵泉；气血亏虚者加脾俞、足三里（图 5-18 至图 5-21）。

【操作】　先在病变局部按压寻找到肿胀肥厚的肋软骨，常规消毒后，用梅花针中等力度叩刺患部，以局部出血如珠为度，然后用透明玻璃火罐以闪火法在病变局部拔罐，5～10 分钟后取下火罐，用消毒纱布擦干血液。其他穴位实证施以中度叩刺，虚证施以轻度叩刺，每穴叩刺 15～20 下。1 次未愈者，3 天后再治疗 1 次，3 次无效即停止治疗。

【临床报道】　吴氏等采用皮肤针加火罐治疗肋软骨炎 46 例，对照组采用西药内服法 28 例。

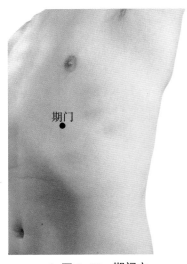

▲ 图 5-18　期门穴

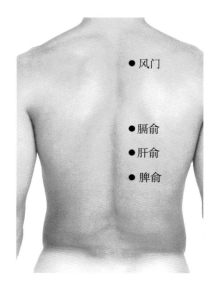

▲ 图 5-19　风门、膈俞、肝俞、脾俞穴

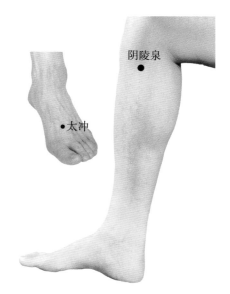

▲ 图 5-20　太冲、阴陵泉穴

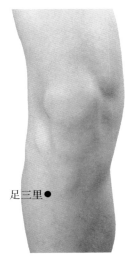

足三里●

▲ 图 5-21　足三里穴

治疗方法：治疗组用皮肤针加火罐治疗，患者仰卧位，充分暴露患部。针具和患部用医用酒精常规消毒。以右手拇指、中指及无名指持针柄，食指伸直轻压针柄中段，并用腕部的弹力，针头对准患处快速连续轻叩，约 15 下，强度以局部皮肤发红为度，体形肥胖者酌情增加 5～10 下，以局部有少量出血点为度。随后用闪火法在局部拔火罐，并留罐 3～5 分钟。起罐后立即清洁皮肤，并用 TDP（特定电磁波谱疗法）照射 3～5 分钟，以收敛皮肤，使其干燥，预防感染，创面裸露无须覆盖。只治疗 1 次，1 周后复查，如仍有症状再重复治疗，无症状则停止治疗。注意检查皮肤针有无钩毛，治疗局部皮肤表面如有皮损则不宜用本法治疗。对照组口服非甾类消炎止痛药物按常规剂量服用。具体方法吲哚美辛 25 毫克，每日 3 次。最长者连续用药 3 周。

治疗结果：治愈，症状和体征消失。好转，症状和体征明显减轻。无效，症状及体征均无改善。治疗组 46 例用皮肤针加火罐治疗 1 次，治疗后 1 周复查，41 例疼痛消失，肿胀减退，压痛消失。临床治愈达

89.13%。5 例仍有疼痛存在，其中 3 例接受第 2 次治疗后症状消失。对照组 28 例，1 周后复查，7 人疼痛减轻，另外 16 人无变化。[吴建贤，王斌. 皮肤针加火罐治疗肋软骨炎 [J]. 安徽医科大学学报，2000，35（3）：237-238.]

【特别提示】

(1) 提高防护意识，搬抬重物姿势要正确，不要用力过猛，提防胸肋软骨、韧带的损伤。

(2) 日常注意保暖，防止受寒。身体出汗时不宜立即脱衣，以免受风着凉。衣着松软、干燥，避免潮湿。

六、肱骨外上髁炎

【概述】 肱骨外上髁炎，是指长期、反复、用力做手和腕的劳动或工作，以致应力超出适应能力，使前臂伸肌总腱在肱骨外上髁附着处产生慢性损伤性肌筋膜炎。本病多见于网球运动员，故又称网球肘，多见于 35—50 岁男性。起病缓慢，无急性损伤史。肘关节外侧疼痛，可向前臂后外侧放射。握物无力，容易掉落。在肱骨外上髁至桡骨颈的范围内，有一局限而敏感的压痛点。属中医学"伤筋""筋痹""肘痛"范畴。

【临床表现】 好发于前臂活动强度较大的人群，中年、男性、右侧多见。肱骨外上髁局限性疼痛为主，可放射至前臂、腕、上臂，部分病例夜间加重。检查有局限性压痛，Mills 征（伸肌腱牵拉试验）阳性。局部无红肿，肘关节伸屈不受影响，但前臂旋转活动时可疼痛。严重者手指伸直、伸腕或执筷动作时即可引起疼痛。患肢在屈肘、前臂旋后位时伸肌群处于松弛状态，因而疼痛被缓解。有少数患者在阴雨天时自觉疼痛加重。本病以肘部酸胀疼痛，痛处固定，时作时休，遇寒冷或疲劳后加重为特点。

【取穴】 肱骨外上髁压痛点、曲池、手三里、肘尖、小海、少海（图 5-22 和图 5-23）。

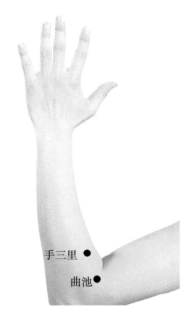

▲ 图 5-22　手三里、曲池穴

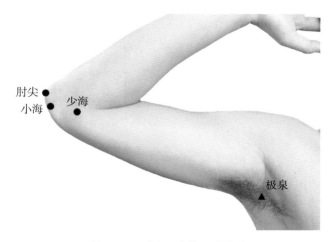

▲ 图 5-23　肘尖、小海、少海穴

【**操作**】 常规消毒后，先用梅花针围绕压痛点做环形中度叩刺，然后在上述其他穴位叩刺3～5分钟，以局部皮肤呈现密集出血点为度，然后用小号玻璃罐采用闪火法沿叩刺出血区域拔罐5～10分钟。隔日1次，5次为1个疗程。

【**临床报道**】 林氏采用梅花针加拔火罐治疗肱骨外上髁炎患者32例。

治疗方法：主穴为患侧肘髎、曲池、阿是穴，疼痛涉及前臂者兼取手三里至偏历之阳明经所循行部位。患者取坐位屈肘，常规消毒局部皮肤后用单头梅花针叩打，根据患者疾病的虚实和体质的强弱分别采用轻、重2种不同手法。一般轻手法用于虚证，轻叩致皮肤潮红或充血即可；重手法用于实证（敏感点用重手法），重叩致皮肤微出血，然后用1号或2号玻璃罐用闪火法拔罐，留罐10分钟，起罐后用消毒棉球擦净血。每天或隔天1次，2～5次为1个疗程。一般第1至2次用梅花针加拔火罐法，第3次以后单用拔火罐法或间次使用梅花针。

治疗结果：痊愈，疼痛全部消失，肘臂活动功能恢复正常。有效，疼痛明显减轻，肘臂活动略有障碍。无效，症状无改变。32例患者经治疗后，痊愈19例（其中治疗2次痊愈者10例），有效12例，无效1例。总有效率97%。

典型病例：胡某，女，50岁，退休工人。因右肘部酸痛，痛及前臂1个月余，不能负重，手持物常因疼痛掉落而来诊。检查见患者右肱骨外上髁及周围明显压痛，旋臂屈腕试验阳性。诊断位网球肘。采用上法治疗，重叩患侧肘髎、曲池、压痛点及周围至少量出血，用2号玻璃罐拔罐，肘部出血2毫升左右，血色暗质稠，夹泡沫，其他部位出血少许，留罐10分钟后取罐，患者即感疼痛减大半，第2天改用轻手法叩打，患者出血转鲜红，即告疼痛完全消失，肘臂活动自如。4个月后随访无复发。[林少贞. 梅花针加拔火罐治疗网球肘32例 [J]. 针灸临床杂志，1999，15（5）：33-34.]

【特别提示】

(1) 可配合热敷、按摩、针刀等疗法，避免受风寒。

(2) 治疗期间尽量减少肘部及前臂旋转的动作，避免持重物。症状缓解后，多进行上肢功能锻炼。

七、类风湿关节炎

【概述】 类风湿关节炎，是一种病因尚未明了的慢性全身性炎症性疾病，以慢性、对称性、多滑膜关节炎和关节外病变为主要临床表现，属于自身免疫炎性疾病。该病好发于手、腕、足等小关节，反复发作，呈对称分布。早期有关节红肿热痛和功能障碍，晚期关节可出现不同程度的僵硬畸形，并伴有骨和骨骼肌的萎缩，极易致残。从病理改变的角度来看，类风湿关节炎是一种主要累及关节滑膜（以后可波及关节软骨、骨组织、关节韧带和肌腱），其次为浆膜、心、肺及眼等结缔组织的广泛性炎症性疾病。类风湿关节炎的全身性表现除关节病变外，还有发热、疲乏无力、心包炎、皮下结节、胸膜炎、动脉炎、周围神经病变等。广义的类风湿关节炎除关节部位的炎症病变外，还包括全身的广泛性病变。属中医学"痹证"范畴。

【临床表现】 本病多呈慢性且反复发作，主要累及小关节尤其是手关节，呈对称性、多关节炎，逐渐加重可影响关节功能。主要表现为局部多关节尤其是小关节疼痛、压痛、肿胀、晨僵、关节活动障碍，多为对称性，晚期可出现关节畸形，如手指关节尺侧偏斜、屈曲畸形、天鹅颈样畸形等，也可侵及颈椎、椎骨、髋关节、颞颌关节等。常合并低热、乏力、全身不适等症状，累及其他系统时可有关节外表现如类风湿结节等。

【辨证分型】

(1) 风寒湿阻：关节肿胀疼痛，痛有定处，晨僵，屈伸不利，遇寒则痛增，局部遇寒怕冷，舌苔薄白，脉浮紧或沉紧。

(2) 风湿热瘀：关节红肿，疼痛如燎，晨僵，活动受限，同时兼有恶风怕热，有汗不解，口渴心烦，便干尿赤，口苦，舌红苔白腻或黄腻，脉滑数。

(3) 痰瘀互结：关节漫肿日久，僵硬变形，屈伸受限，疼痛固定，痛如锥刺，昼轻夜重，口干不欲饮，舌质紫暗，苔白腻或黄腻，脉细涩或细滑。

(4) 肾虚寒凝：关节疼痛肿胀，晨僵，活动不利，畏寒怕冷，神倦懒动，腰背酸痛，俯仰不利，遇寒冷天气加重。舌淡胖，苔白滑，脉沉细。

(5) 气血亏虚：关节疼痛、肿胀、僵硬，麻木不仁，行动艰难，面色淡白，心悸自汗，神疲乏力，舌淡，苔薄白，脉沉细。

(6) 肝肾阴虚：病久关节肿胀畸形，局部关节灼热疼痛，屈伸不利，形体消瘦，腰膝酸软，伴有头晕耳鸣，盗汗失眠。舌红少苔，脉细数。

【取穴】

(1) 处方：脊柱两侧、阳性物处和阳性反应点、关节周围穴位（患侧）。

(2) 配穴：指关节痛加四缝、大骨空、小骨空、中魁；掌指关节痛加八邪、合谷、后溪、中渚；腕关节痛加阳池、阳溪、大陵、合谷、外关；肘关节痛加曲池、曲泽、少海、尺泽、手三里、小海；肩关节痛加肩髃、肩髎、臑会、肩贞、肩前；跖趾关节痛加八风、太冲、陷谷、足临泣；踝关节痛加太溪、昆仑、丘墟、解溪、商丘、申脉、照海、然谷；膝关节痛加内膝眼、外膝眼、足三里、阴陵泉、阳陵泉、鹤顶、血海、梁丘、阴谷、曲泉；髋关节痛加环跳、居髎、风市（图 5-24 至图 5-36）。

【操作】 常规消毒后，在局部肿胀或患病关节周围做环形叩刺；在脊柱两侧相应节段自上而下中度叩刺，叩刺 5～8 遍，再加拔罐 5～10 分钟；阳性物处和阳性反应点施以重度刺激，以局部皮肤充血为度。余穴实证以中度叩刺为宜，虚证以轻度叩刺为宜，每个穴位叩刺 10～15 下。每日或隔日 1 次，10 次为 1 个疗程。

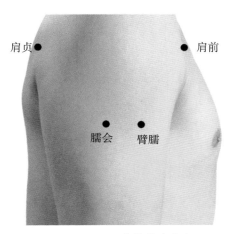

▲ 图 5-24　肩关节痛选穴

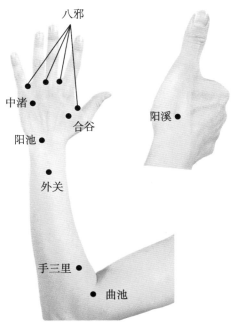

▲ 图 5-25　上肢部选穴

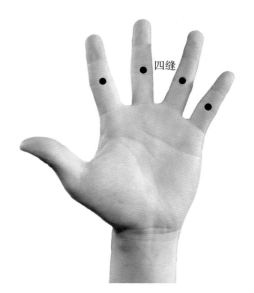

▲ 图 5-26　四缝穴

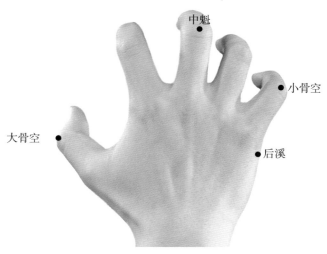

▲ 图 5-27　指关节痛选穴

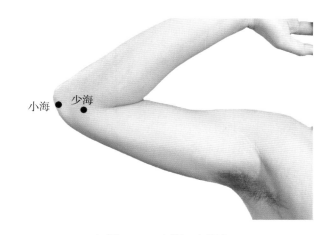

▲ 图 5-28　小海、少海穴

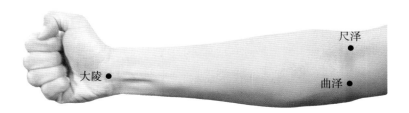

▲ 图 5-29　尺泽、曲泽、大陵穴

【临床报道】　任氏采用针刺结合梅花针治疗类风湿关节炎患者
120 例。

治疗方法：治疗以针刺法为主，根据病情结合梅花针治疗，治疗原
则以疏通经络为主，佐以祛风除湿，活血逐瘀，强筋骨，通利关节。针
刺疗法取穴应根据类风湿关节炎病变部位选择，肩部之肩髃、肩髎、臑
俞；肘部之曲池、合谷、天井、外关、尺泽；腕部之阳池、外关、阳
谷、腕骨；背脊之水沟、身柱、腰阳关；膝部之犊鼻、梁丘、阳陵泉、
膝阳关；踝部之申脉、照海、昆仑、丘墟。另行痹加膈俞、血海；痛痹
加关元；着痹加足三里、商丘；热痹加大椎、曲池。病在皮肤肌肉应当

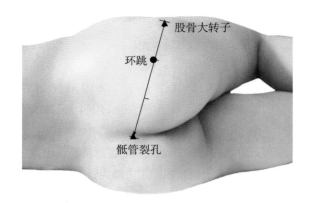

▲ 图 5-30　环跳穴

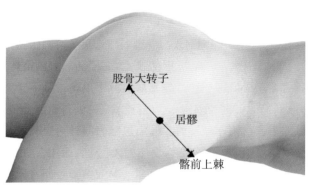

▲ 图 5-31　居髎穴

浅刺，病在筋骨应当深刺，并留针，以便随症情变化给予不同的治疗手法。针灸治疗可每日或隔日 1 次，10 次为 1 个疗程。在治疗过程中针刺结合梅花针交替使用。梅花针的用法也和上述针刺疗法类似，分循经打刺和重点穴位打刺、由肢体远端向近端或由近端向远端打刺，有时在皮肤上出现与经络走行一致的红线，要重点打刺，包括阿是穴，一般在疼痛最严重或最敏感的部位进行重点打刺。局部消毒后，手握针柄，运用腕力，针尖与皮肤垂直上下叩打，叩刺要准确，强度要均匀，叩刺强度要有轻重之分，轻者用力较小，以皮肤呈现红润充血为度，重者着力较重，以皮肤微微出血为度，每日或隔日 1 次，每 15 次为 1 个疗程。

治疗结果：临床治愈为关节疼痛基本消失，肿胀消退，活动功能恢复正常，主要检查指标正常。显效为关节疼痛肿胀明显减轻，活动功能基本恢复，主要检查指标正常。好转为关节疼痛肿胀减轻，功能恢复或有明显进步。无效为症状体征及检查结果和治疗前相比均无进步。120 例中临床治愈 33 例，显效 48 例，好转 36 例，无效 3 例，总有效率 97.5%。[任永霞 . 针刺结合梅花针治疗类风湿性关节炎 120 例疗效观察 [J]. 云南中医中药杂志，2005，26（3）：38.]

【特别提示】

(1) 可在皮肤针治后配合背部走罐治疗，使皮肤针孔处广泛渗血。取掉火罐用棉球擦净血迹即可。

(2) 急性活动性类风湿关节炎患者，应该卧床休息，通过治疗使急性炎症消失后，要进行适应的身体锻炼。活动量可以按照活动后的反应来进行调整。

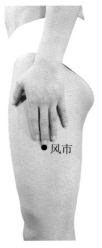

▲ 图 5-32 风市穴

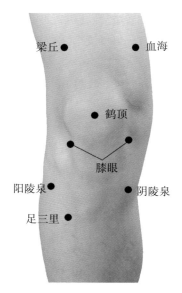

▲ 图 5-33　膝关节痛选穴

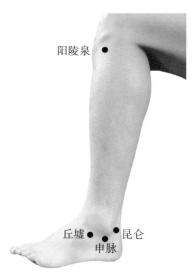

▲ 图 5-34　阳陵泉、丘墟、申脉、昆仑穴

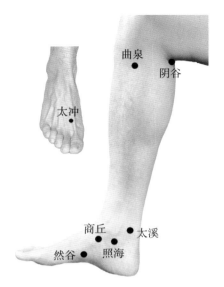

▲ 图 5-35　部分踝关节痛选穴

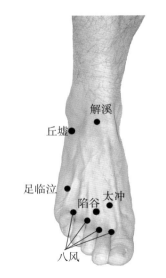

▲ 图 5-36　部分跖趾关节痛选穴

(3) 饮食上应选择容易消化的食物，少吃辛辣、油腻及冰凉食品，控制脂肪的摄入。

(4) 注意避寒，保暖。

八、痛风性关节炎

【概述】 痛风，是指由嘌呤代谢紊乱和尿酸排泄障碍所致血尿酸增高的一组疾病。突出特点是高尿酸血症和结缔组织结构（特别是软骨、滑膜）内尿酸钠晶体沉着。临床可分为原发性和继发性两种。原发性痛风多见于中老年人，多在 40 岁以上发病。痛风性关节炎为痛风的主要表现之一，属中医学"痹证"范畴。

【临床表现】

(1) 无症状期：时间较长，仅血尿酸增高，约 1/3 患者以后有关节症状。

(2) 急性关节炎期：多在夜间突然发病，受累关节剧痛，首发关节常累及拇趾关节，其次为踝、膝等。关节红、肿、热和压痛，全身无力、发热、头痛等。可持续 3～11 天。饮酒、暴食、过劳、着凉、手术刺激、精神紧张均可成为发作诱因。

(3) 间歇期：为数月或数年，随病情反复发作间期变短，病期延长，病变关节增多，渐转成慢性关节炎。

(4) 慢性关节炎期：由急性发病转为慢性关节炎期平均为 11 年，关节出现僵硬畸形、运动受限。30% 左右患者可见痛风石和发生肾脏合并症及输尿管结石等。晚期可伴有高血压、肾脑动脉硬化、心肌梗死。少数患者死于肾功能衰竭和心血管意外。继发性痛风病程相似，继发于血液病、糖原贮积病者间歇期较短。

【辨证分型】

(1) 热痹：突发关节红、肿、热、痛，屈伸不利，得冷则舒，患者可有发热，多汗，心烦口渴，舌红，苔黄，脉滑数。

(2) 尪痹：受累关节疼痛、肿胀、僵硬及变形，无一定形状且不对称，甚则肌肉萎缩，筋脉拘紧，舌质暗红，脉细涩。

【取穴】

(1) 处方：受累关节局部及其周围、阳性反应点和阳性物处，重点刺激 $C_{1\sim5}$（上肢关节痛）或腰、骶、尾椎的两侧（下肢关节痛）。

(2) 配穴：热痹者加大椎、曲池、血海；尪痹者加阳陵泉、足三里（图 5-37 至图 5-40）。

【操作】　常规消毒后，重点叩刺 $C_{1\sim5}$ 或腰、骶、尾椎的两侧 10~15 遍；阳性反应点及阳性物处重叩 15~20 下；其他部位施以中度叩刺，持续 3~5 分钟。皮肤平坦部位叩刺后可配合拔火罐 5~10 分钟。隔日 1 次，10 次为 1 个疗程。

【临床报道】　李氏等采用梅花针结合中药治疗痛风性关节炎 37 例，对照组采用口服秋水仙碱法治疗 30 例。

治疗方法：治疗组患者取卧位，选阿是穴（疼痛局部）、五输穴常

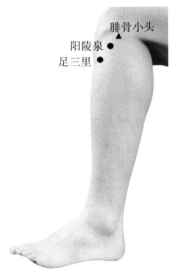

▲ 图 5-37　足三里、阳陵泉穴

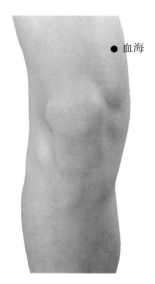

▲ 图 5-38　血海穴

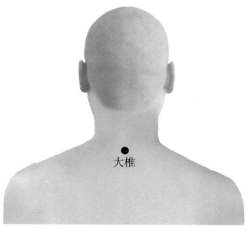

▲ 图 5-39　大椎穴

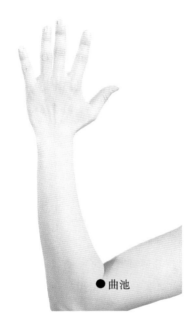

▲ 图 5-40　曲池穴

规消毒，医者右手持消毒好的梅花针以腕力进行叩刺（直接经过患处的经脉及其表里经脉上的五输穴重点叩刺）至点状出血；同时左手揉按叩刺部位旁侧皮肤，以减轻局部肌肉的痉挛疼痛，并促进瘀血的排出。梅花针叩刺治疗隔日 1 次。急性期关节红肿热痛基本消失后、慢性期和间歇期，每周 2 次。均 10 次为 1 个疗程。痛风急性期和发作期次日取金黄膏用醋或蜂蜜调和外敷患处，隔日换药。急性期和发作期服用自拟的祛风蠲痹止痛汤，即萆薢 15 克，赤小豆 20 克，马齿苋 20 克，土茯苓 15 克，豨莶草 15 克，防己 10 克，威灵仙 15 克，车前草 10 克，金钱草 20 克，海金沙 15 克，生薏苡仁 12 克，泽兰 10 克，秦艽 10 克。每日 1 剂，水煎早晚分服。慢性期和间歇期服用自拟的祛风蠲痹止痛汤加济生肾气丸，即萆薢 10 克，赤小豆 12 克，马齿苋 12 克，土茯苓 10 克，豨莶草 10 克，防己 8 克，威灵仙 10 克，车前草 12 克，金钱草 12 克，海金沙 10 克，熟地黄 15 克，炒山药 10 克，每日 1 剂，水煎早晚分服。中药治疗 15 天为 1 个疗程。对照组口服秋水仙碱，急性期和发作期 1 小时服 0.5 毫克至关节疼痛症状缓解或出现腹泻或呕吐时停用。治疗量一般为 3~5 毫克，不宜超过 6 毫克。以后 48 小时不许服用，此后改为维持量，每次 0.5 毫克，每日 1 次，15 日为 1 个疗程。定期复查肝肾功能，观察 2 周。

治疗结果：治疗组总有效率为 89.12%，对照组总有效率为 66.7%。[李种泰，杨文波. 梅花针结合中药治疗痛风性关节炎 37 例 [J]. 四川中医，2005，23（9）：105-106.]

【特别提示】

(1) 急性发作时应卧床休息，抬高患肢，以减轻疼痛。

(2) 由于本病常引起痛风性肾病，故应注意监测肾功能。

(3) 调节饮食，多饮水，限制高嘌呤食物，严禁饮酒。

(4) 本病应早期治疗，尽量避免痛风石形成。

九、腰肌劳损

【概述】 腰肌劳损，是指由于急性腰肌扭伤未能得到及时而有效的治疗，损伤未能修复；或反复多次的腰肌轻微损伤等原因而引起腰部酸痛的一种病症。本病好发于成年人，与长期在固定体位或不良姿势下工作有关。属中医学"腰痛"范畴。

【临床表现】 本病反复发作，主要表现为腰部一侧或双侧广泛疼痛，以酸痛为主，局限性疼痛不明显，劳累后加重，休息后减轻，晨起轻，夜间重，调换体位或挺腰扶髋可缓解。检查可有广泛压痛，腰功能正常，局部触诊时可扪及条索状或近圆形硬结。

【辨证分型】

(1) 寒湿痹痛：腰部有受寒史，天气变化或阴雨天加重，腰部冷痛酸痛，舌苔白腻，脉沉缓或沉濡。

(2) 劳伤血瘀：腰部有劳损或陈旧性外伤史，腰部酸痛，固定不移，劳累后加重，舌质紫暗，或有瘀斑，脉沉涩。

(3) 肾虚劳损：腰部隐隐作痛，疲软无力，反复发作，遇劳则甚。肾阳虚兼神倦腰冷，滑精，脉沉；肾阴虚兼虚烦溲黄，舌红，脉细数。

【取穴】

(1) 处方：阿是穴、肾俞、相应夹脊穴、次髎。

(2) 配穴：寒湿痹痛者加命门、阴陵泉；劳伤血瘀者加血海、三阴交；肾阳虚者加命门、腰阳关；肾阴虚者加太溪、照海（图 5-41 至图 5-43 ）。

【操作】　患者取俯卧位，背腰部肌肉放松，用消毒后的皮肤针在选取的穴位周围均匀叩刺，力量适中，以皮肤出血为度，背腰部穴位叩刺后用闪火法拔罐 5～10 分钟，拔罐时动作要快，要求用大口玻璃罐，每次拔出皮肤渗出液、血液以 3～5 毫升为宜。阿是穴可加悬灸 15 分钟。隔日 1 次，5 次为 1 个疗程。

【临床报道】　游氏等采用梅花针刺络放血并红外线照射治疗慢性腰肌劳损患者 39 例，对照组为推拿治疗 30 例。

治疗方法：治疗组用梅花针叩刺肾经、膀胱经，循经叩刺 2 遍，逆

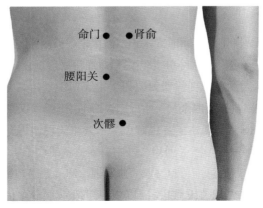

▲ 图 5-41　腰局部取穴

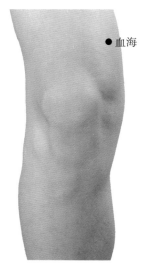

▲ 图 5-42　血海穴

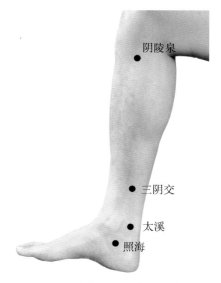

▲ 图 5-43　阴陵泉、三阴交、太溪、照海穴

经叩刺 2 遍。然后选择肾俞、关元俞、膀胱俞、承山穴叩刺放血拔罐，留罐 5 分钟后擦拭干净，用红外线灯照射 10 分钟。对照组采用弹拨膀胱经，按压脾俞、肾俞、膀胱俞、承山穴，按摩腰部等手法治疗。平均治疗 10 天。治疗后嘱患者加强腰肌锻炼。

治疗结果：疗效判定采用 Fairbank.JC 的"腰腿病情记分表"，治愈为改善率达 100%；显效为改善率＞ 75%；有效为改善率 25%～75%；无效为改善率＜ 25%。治疗组 39 例中，治愈 5 例，显效 22 例，有效 10 例，无效 2 例，总有效率 69.2%。对照组 30 例中，治愈 3 例，显效 10 例，有效 13 例，无效 4 例，总有效率 43.3%。[游弋，孙德芝，王秀珍，等 . 梅花针刺络放血并红外线照射治疗腰肌劳损 [J]. 中国疗养医学，2005，14（6）：418.］

【特别提示】

(1) 纠正不良姿势和习惯，切勿长时间久坐，经常更换站立姿势。睡眠姿势以侧卧为宜，让髋、膝处于适当屈曲位。

(2) 适当功能锻炼，如腰背肌锻炼，防止肌肉张力失调。

(3) 宜睡硬板床，注意腰部保暖，必要时用腰围护腰，减少房事。

十、腰椎间盘突出症

【概述】　腰椎间盘突出症是因腰椎椎间盘变性、纤维环破裂、髓核突出，以致刺激或压迫神经根、马尾神经所表现的一种综合征。以 $L_{4\sim5}$、$L_5\sim S_1$ 间隙发病率最高。常见于男性青壮年。多有腰部扭伤或长期弯腰劳动或久坐史。先有腰痛，渐出现腿痛，沿坐骨神经向下放射，腹压增加时腿痛加剧，症状可反复发作。属中医学"闪腰""岔气"和"闪挫腰痛"的范畴。

【临床表现】　本病主要表现为腰痛，伴有下肢放射痛或麻木、发凉，可波及足。疼痛可为酸痛或剧痛，在弯腰、下蹲、举物、咳嗽、喷嚏、大便用力等动作时均可加重，卧床休息后减轻，可伴有腰部活动受限；中央型突出者可造成马尾神经压迫症状，出现会阴部麻木、刺痛、排便及排尿障碍或失控、男子阳痿或双下肢不完全瘫痪。检查可见腰椎生理曲度减小、消失，甚至反张；脊柱侧凸；腰功能受限；压痛或叩痛伴有放射痛，压痛点位于患侧，在与病变间隙相平的脊柱旁开1～2厘米，直腿抬高试验阳性等，X线片、MRI、CT可辅助诊断。

【辨证分型】

(1) 血瘀证：腰腿痛如针刺，痛有定处，拒按，日轻夜重，腰部板硬，俯仰、旋转受限，若因跌仆闪挫引起者，多有外伤史，舌质紫暗或有瘀斑，脉弦紧或涩。

(2) 肾虚证：腰部酸软空痛，绵绵不休，腰膝无力，遇劳更甚，卧则减轻，喜按，手足不温，面色㿠白，舌淡，脉沉细无力。

(3) 寒湿证：腰腿冷痛重着，转侧不利，静卧痛不减，受寒及阴雨加重，肢体发凉。舌质淡，苔白或腻，脉沉紧或濡缓。

(4) 湿热证：腰部疼痛，腿软无力，痛处伴有热感，遇阴雨天痛增，活动痛减，恶热口渴，小便短赤，苔黄腻，脉濡数或弦数。

【取穴】

(1) 处方：阿是穴、患侧下肢足太阳膀胱经或足少阳胆经循行线、委中。

(2) 配穴：血瘀者加膈俞；肾虚者加肾俞、命门、志室；寒湿证者加腰阳关；湿热证者加内庭、阴陵泉（图5-44至图5-48）。

【操作】 常规消毒后，主穴采用重度或中度刺激，以患者能耐受为度，叩至微微渗血为佳。配穴实证施以中度叩刺，虚证施以轻度叩刺，每穴叩刺15～20下，以皮肤潮红为度。皮肤平坦部位叩刺后可用闪火法拔罐，留罐5～10分钟。可配合推拿治疗。每日或隔日1次，10次为1个疗程。

【临床报道】 潘氏等采用七星梅花针治疗腰椎间盘突出症患者28例，对照组针刺疗法28例。

治疗方法：治疗组取阿是穴（腰部压痛点）、患侧下肢足太阳膀胱经或足少阳胆经。腰部疼痛采用梅花针雀啄样叩刺，用力宜均匀，以患

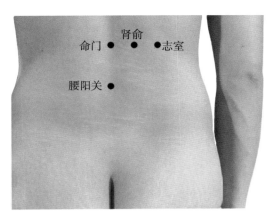

▲ 图 5-44 腰局部取穴

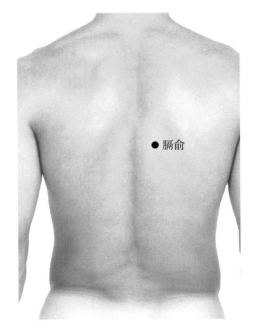

▲ 图 5-45 膈俞穴

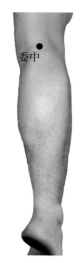

▲ 图 5-46　委中穴

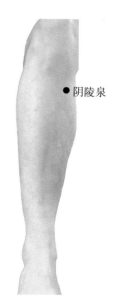

▲ 图 5-47　阴陵泉穴

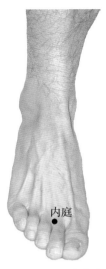

▲ 图 5-48　内庭穴

处皮肤潮红渗血如珠为度，叩刺后用闪火法拔罐，留罐 15～20 分钟，隔日 1 次，5 次为 1 个疗程。下肢麻木感单用梅花针对下肢足太阳经或足少阳经循经叩刺，使用手腕之力，将针尖垂直叩打在皮肤上，并立即提起，反复进行，以局部皮肤隐隐出血、有疼痛感觉为度，每 2 天 1 次，5 次为 1 个疗程。对照组取肾俞、大肠俞、腰眼、秩边、承扶、风市、委中、阳陵泉、承山、悬钟、丘墟。选择 30 号适当长度的毫针，单用针刺，行以泻法，留针 30 分钟，每日 1 次，10 次为 1 个疗程。

　　治疗效果：临床痊愈为腰痛消失，下肢麻木感消失，随访 1 年无复发；显效为腰痛基本缓解，下肢麻木感明显改善；好转为腰痛缓解，下肢麻木感改善；无效为治疗 2 个疗程后腰痛及下肢麻木感未见减轻。治疗组 28 例，痊愈 15 例，显效 8 例，好转 5 例，有效率 100%。对照组 28 例，痊愈 10 例，显效 8 例，好转 6 例，无效 4 例，有效率 85.7%。经统计学处理，两组疗效差别有显著性意义，治疗组疗效明显优于对照组。

典型病例：陈某，男，33 岁，干部。患者于 1996 年 10 月 3 日以腰部疼痛，伴左下肢麻木 2 天为主就诊。患者诉 1 天前在办公室弯腰移动办公桌时，由于用力不当，当时出现腰部疼痛难忍，转身困难，经在家卧床休息，自贴海马追风膏后上症亦未见缓解。入院后经腰椎 CT 示：$L_{4\sim5}$ 椎间盘突出。症见腰部疼痛，转身困难，动则尤甚，左下肢外侧皮肤麻木不适，纳可，二便调，舌红，苔薄黄，脉弦。体检查脊椎腰段左侧弯，$L_{4\sim5}$ 棘突旁叩痛明显，左侧直腿抬高 30°，右侧直腿抬高 90°，左膝腱反射正常，左足趾背伸试验阳性。入院中医诊断为痹证（瘀血阻络）。西医诊断为腰椎间盘突出症（$L_{4\sim5}$）。入院后即给予腰部压痛处刺络拔罐，足少阳胆经自环跳穴至足窍阴穴循经叩刺，使之微微出血，当天晚上即感腰部疼痛缓解，左下肢麻木减轻，后经住院治疗 10 天。患者痊愈出院。1 年后随访，患者无诉不适。[潘文谦，林立云. 七星梅花针治疗腰椎间盘突出症临床观察 [J]. 内蒙古中医药，2001，（1）：26–27.]

【特别提示】

(1) 睡硬板床。睡硬板床可以减少椎间盘承受的压力。

(2) 急性发作期尽量卧床休息，疼痛期缓解后也要注意适当休息，不要过于劳累，以免加重疼痛。

(3) 注意腰间保暖，尽量不要受寒；注意腰部活动姿势；注意腰部的功能锻炼；注意节制性生活。

十一、急性腰扭伤

【概述】 急性腰扭伤是腰部肌肉、筋膜、韧带等软组织因外力作用突然受到过度牵拉而引起的急性撕裂伤，常发生于搬抬重物、腰部肌肉强力收缩时。本病好发于青壮年体力劳动者，也是部队常见的训练伤。以腰部疼痛及活动受限为主要表现，中医学称为"闪腰""岔气"。

【临床表现】 腰部一侧或两侧剧烈疼痛，活动受限，不能翻身坐立和行走，常保持一定强迫姿势，腰肌和臀肌紧张痉挛或可触及条索状硬块，损伤部位有明显压痛，脊柱生理曲线改变。

【辨证分型】

(1) 经气闭阻，络脉不畅（扭伤轻证）。

(2) 络脉损伤，瘀血内停（扭伤轻证）。

(3) 扭伤轻证兼肾阳虚证。

(4) 扭伤腰痛兼肾阴虚证。

(5) 扭伤腰痛兼风寒湿痹证。

【取穴】

(1) 处方：压痛点、委中、后溪。

(2) 配穴：肾阳虚者加肾俞、命门；肾阴虚者加肾俞、太溪；风寒湿痹者加风府、腰阳关（图 5-49 至图 5-53）。

【操作】　患者俯卧位，寻找压痛点最明显处，局部常规消毒，然后由上而下地进行叩刺（叩刺范围大于痛点即可），以稠密血点为宜，再用闪火法拔火罐，留罐 5～10 分钟，出血 2～3 毫升，起罐擦干血迹即可。余穴轻度均匀叩刺 3～5 分钟，至皮肤潮红或微出血为度。兼肾阳虚和风寒湿痹者可加艾灸 30 分钟。隔日 1 次，3 次为 1 个疗程。

【临床报道】　邢氏等采用皮肤针叩刺拔罐为主治疗急性腰扭伤患者 136 例。

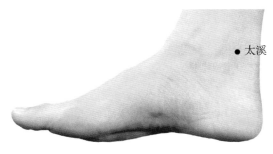

▲ 图 5-49　太溪穴

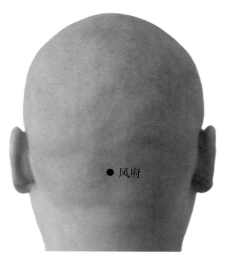

▲ 图 5-50 风府穴

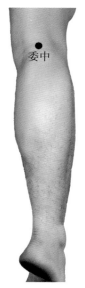

▲ 图 5-51 委中穴

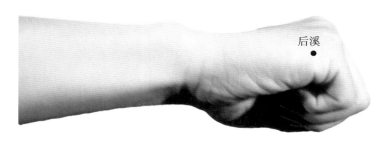

▲ 图 5-52　后溪穴

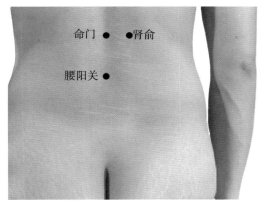

▲ 图 5-53　命门、肾俞、腰阳关穴

治疗方法：①皮肤针叩刺拔罐。患者俯卧位，取阿是穴，常规消毒后，用皮肤针在阿是穴上重叩出血，然后在该处拔火罐，视出血量多少留罐 5～10 分钟。②针刺取委中穴。在留罐期间，常规针刺双侧委中穴，用泻法，每 3～5 分钟行针 1 次，留针 30 分钟。

治疗结果：疼痛消失，功能活动正常为痊愈；疼痛明显减轻，功能活动基本正常为显效。本组 136 例经治后，痊愈 110 例，显效 26 例，总有效率为 100%。

典型病例：患者，男，40 岁，1998 年 6 月 8 日初诊。2 天前因搬运重物而腰部剧烈疼痛，腰部直立、转侧均受限，经用止痛药及局部封闭治疗无效而来诊。初诊时由他人背进诊室，腰部疼痛难忍，不能转侧，痛处拒按，舌质紫暗，脉涩。遂用上法治疗，起罐后即感疼痛减轻，待 30 分钟后起针，患者已能下地走动。嘱患者活动腰部 10 分钟，疼痛消失，自觉腰部轻松，活动自如，告愈。1 周后随访，患者腰部如常。［邢孝民，黄志华．皮肤针叩刺拔罐为主治疗急性腰扭伤 136 例 [J]．国医论坛，2000，15（4）：33．］

【特别提示】

(1) 掌握正确的劳动姿势，如扛或抬重物时要尽量让胸部挺直，髋膝部曲直，起身应以下肢用力为主，站稳后再迈步；搬、提重物时，应取半蹲位，使物体尽量贴近身体。

(2) 详细询问病史，并进行体格检查，X 线检查排除骨折及占位性病变。

(3) 患者应平卧硬板床，并注意腰扭伤部位肌肉的保暖。

(4) 在症状消失后，应嘱患者进行腰背肌锻炼，以利于局部血液循环，促使渗出物的吸收，巩固疗效，预防复发。

十二、强直性脊柱炎

【概述】 强直性脊柱炎是一种免疫系统疾病，以侵犯中轴关节及四肢大关节为主，并常波及其他关节及内脏，可造成人体畸形及残疾，多见于青少年，男性多见。其早期病理表现为韧带、肌腱及关节囊附着部慢性无菌性炎症和滑膜炎；中晚期关节囊和韧带纤维钙化、骨化，关节间隙变窄，甚至融合。本病属中医学"顽痹""筋痹"范畴。

【临床表现】 本病起病缓慢而隐匿，早期症状常为腰骶、臀部、腹股沟痛或不适、晨僵等，夜间、静止或休息后加重，活动后减轻；典型临床表现为腰背、骶、颈脊柱和髋部疼痛，晨僵，腰椎各方向活动受限，胸廓活动度减少。病变常从脊柱自下而上发生强直，晚期可伴严重骨质疏松，易发生骨折。本病累及其他系统可出现相应的症状。实验室检查、X 线片、CT、MRI 等可辅助诊断。

【辨证分型】

(1) 寒湿痹阻：腰部冷痛，上引肩背，下及臀髋，阴雨天、劳累加剧，得热熨则舒缓。严重者可见"腰似折，项似拔"，活动受限。舌质淡苔白腻，脉沉弦或弦紧。

(2) 湿毒瘀滞：腰尻疼痛，甚则尻痛欲裂，痛引臀、髋、腰、膝、腨，屈伸不利，兼见低热，乏力，咽痛，舌质偏红，苔薄黄腻，脉弦滑。

(3) 痰瘀交阻：髋、腰、尻或脊骨疼痛，固定不移，兼见腰脊僵硬，身如板夹，仰卧活动受限，舌质紫暗或有瘀斑，苔白腻，脉弦涩。

(4) 肾虚骨痹：脊柱僵硬日趋加重，疼痛不着，或腰胸脊骨强直如板夹，或背佝偻不伸，步履艰难，可兼见胸胁胀痛不适，周身酸痛乏力，舌质淡胖，脉沉弦细无力。

【取穴】

(1) 处方：腰背部两侧夹脊穴。

(2) 配穴：寒湿痹阻者加腰阳关；湿毒瘀滞者加阴陵泉、膈俞；痰瘀交阻者加丰隆、膈俞；肾虚骨痹者加肾俞、命门（图 5-54 至图 5-57）。

【操作】常规消毒后，用梅花针轻度叩刺 3～5 分钟，至微出血，后加拔罐 5～10 分钟，起罐后擦净血迹即可。可配合艾灸 30 分钟。隔日 1 次，10 次为 1 个疗程。休息 5～7 天后开始下一个疗程。

【临床报道】 杨氏采用皮肤针叩刺治疗强直性脊柱炎患者 8 例。

治疗方法：全部患者均采用皮肤针叩刺治疗。在两侧夹脊穴轻叩使微出血，每次 15 分钟，每日 1 次，10 天为 1 个疗程。疗程间休息 1～2 天，再行下 1 个疗程。

治疗结果：本组治疗时间最长者 3 个月，最短者 25 天，除 1 例治疗效果不佳外，其余患者症状均有不同程度的改善。

典型病例：徐某，男，46 岁，农民。主诉：腰痛 20 年，近 15 天

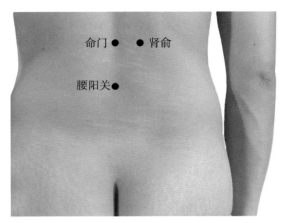

▲ 图 5-54　命门、肾俞、腰阳关穴

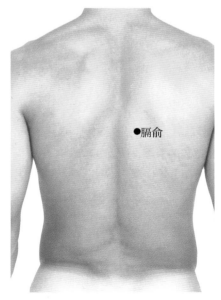

▲ 图 5-55　膈俞穴

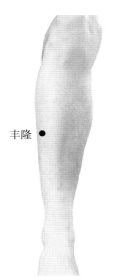

▲ 图 5-56　丰隆穴

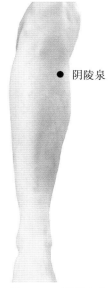

▲ 图 5-57　阴陵泉穴

来加重。曾经口服中西药及针灸治疗，效果不佳。现腰部疼痛难忍，影响休息。在外院诊为"强直性脊柱炎"。经用皮肤针叩刺疗法治疗 10 天，腰痛减轻能安静入睡。共治疗 40 天，症状基本缓解，能进行一般体力劳动。[杨运池，韩英会. 皮肤针叩刺治疗强直性脊柱炎 8 例 [J]. 中国民间疗法，2002，10（3）：20.]

【特别提示】

(1) 给予高蛋白、高纤维、富含钙和铁及易消化的食物，忌食辛辣、肥甘食物。戒酒，多饮水，每天 2500 毫升以上，以减少药物引起的肝肾功能损害。

(2) 低枕、卧硬板床，为防止或矫正脊柱、髋、膝关节的屈曲畸形，每天俯卧 2～3 次，每次 3～5 分钟，渐增至每天 1 小时。卧床时要注意良好体位，坚持良好的姿势，防止关节挛缩。坐、站、行、卧都应保持躯体挺直。

(3) 功能锻炼有助于预防畸形及减轻功能障碍。必须鼓励患者克服疼痛恐惧心理，对脊柱、髋、肩、膝关节进行经常性的锻炼。

(4) 关心和理解患者，及时给予安慰、鼓励，使患者获得心理支持，树立战胜疾病的信心，配合治疗和护理。

第6章 五官科疾病

一、急性结膜炎

【概述】 急性结膜炎，是指由细菌或病毒感染引起的眼结膜炎症，是眼科常见病之一，以目赤疼痛，畏明流泪为主要临床特征，多流行于春夏季节，具有流行性和传染性。属中医学"暴发火眼""天行赤眼"范畴，俗称"红眼病"。

【临床表现】

(1) 细菌性结膜炎：以结膜充血明显，并伴有脓性分泌物为特征，同时有异物感，烧灼刺痛，轻度畏光等症状，但视力不受影响。分泌物可带血色，睑结膜上可见灰白色膜，此膜能用棉签擦掉，但易再生。

(2) 病毒性结膜炎：以结膜充血水肿、有出血点，并伴有水样或黏性分泌物为特征，同时伴有流泪、异物感。角膜可因细小白点混浊而影响视力，或引起同侧耳前淋巴结肿大，有压痛。

【辨证分型】

(1) 时毒外侵：目赤肿胀，畏光流泪，眵多眼涩，头痛不适，恶风身热，脉浮。

(2) 肝胆火盛：目赤肿痛，畏光流泪，口苦咽干，烦躁易怒，便秘溲黄，脉弦。

【取穴】

(1) 处方：眼眶周围。

(2) 配穴：时毒外侵者加曲池、合谷；肝胆火盛者加合谷、太冲、侠溪、大椎（图6-1至图6-3）。

【操作】 常规消毒后，用皮肤针沿着眼眶周围由内向外转圈轻叩5～10次，以皮肤出现点状出血为度，其他穴位中度或重度叩刺，以患者能耐受为度。大椎可加拔罐5～10分钟，出血2～3毫升。每日或隔日1次，5次为1个疗程。

【特别提示】

(1) 急性结膜炎传染性强，应重视隔离消毒。患者使用过的洗脸用具及枕巾等要进行消毒，可煮沸消毒后再日光暴晒。

(2) 分泌物多的患者，可用3%硼酸溶液或生理盐水冲洗结膜囊，若分泌物不多，可用消毒棉签蘸上述溶液清洁眼部，不宜包扎。

(3) 禁忌包眼，包眼可使分泌物滞留眼内，结膜温度升高，热毒更甚，加重病情。

(4) 日常生活中应更注意双手的清洁，用眼药水点眼时，不宜先点患眼后点好眼，以免引起交叉感染。患者不宜游泳，以防加重病情。

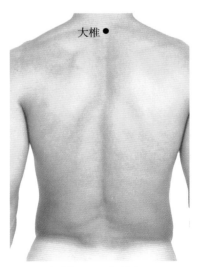

▲ 图6-1　大椎穴

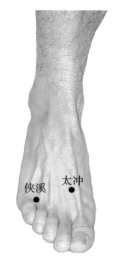

▲ 图 6-2　太冲、侠溪穴

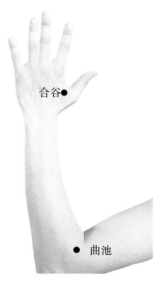

▲ 图 6-3　合谷、曲池穴

(5) 多食用具有清热、利湿、解毒功效的食物，忌食葱、韭菜、大蒜、辣椒、羊肉、狗肉等辛辣或热性刺激食物和海鲜。

二、近视

【概述】 近视是屈光不正的一种，是指远处的物体不能在视网膜汇聚，而在视网膜之前形成焦点，因而造成视觉变形，导致远方的物体模糊不清。本病好发于青少年，与先天遗传因素、灯光照明、坐姿、过度用眼和用眼卫生习惯不良有关。本病属中医学"能近怯远"或"视近怯远"的范畴。

【临床表现】

(1) 视力障碍：远视力下降，近视力较好。高度近视眼因发生玻璃体混浊及视网膜退行性变，近视力也低于正常。

(2) 视力疲劳：视力疲劳系由调节与集合不协调所致，低度近视者常见，但较远视眼者轻。高度近视因注视目标距眼过近，而难以达到相应的集合，故多用单眼注视，反而不引起视力疲劳。

(3) 视野变化：病理性近视眼除可见生理盲点变大外，周边视野早期亦可异常，主要表现为周边视野缩小，早期多见于颞侧，亦可见有局部缩小、环形暗点、中心暗点或旁中心暗点，个别甚可呈管状视野。

(4) 光觉敏感性减退：近视眼光觉敏感性多降低，主要是由于脉络膜萎缩、视网膜色素上皮细胞变性而影响视色素的光化学反应。病理性近视眼对比敏感性功能多较正常眼低，这主要是由于视网膜血循环障碍所致。

(5) 色觉必变：约 70% 的近视眼患者有蓝 – 黄色觉异常，当黄斑及其周围脉络膜、视网膜有病变时，红色觉亦可障碍，异常程度与屈光度呈正相关，明显受眼底后极部病变的影响，也可能与晶状体改变有关。色觉障碍均为后天性异常。

(6) 眼球改变：眼球前后径变长，眼球较突出，高度近视者明显，眼轴长度的变化限于赤道部以后。

(7) 视网膜电生理异常，高度近视眼患者多呈异常型视网膜电图，b波降低与视功能下降一致，a波变化亦很明显。眼电图也多异常。电生理各项记录的异常程度与视网膜、脉络膜萎缩程度及色素上皮变性程度有关。

(8) 并发症：近视眼不但有屈光问题，而且其并发症常可能导致失明，特别是病理性近视实际上是一种综合征。近视的主要并发症依次为视网膜脱离、黄斑病变、白内障、青光眼、视网膜病变、后极部葡萄肿、玻璃体病变及弱视等。近视眼所致的眼位偏斜，多是由于近视眼看近时不用或少用调节，所以集合功能也相应减弱，易引起外隐斜或外斜视，斜视眼多为近视度数较高的一眼。此外，还可发生玻璃体液化，表现为飞蚊症；高度近视者还可发生不同程度的眼底退行性改变，甚至并发视网膜脱离而致盲。

【辨证分型】

(1) 久视伤血：视力逐渐减弱，视物初时尚可，时间稍长即模糊不清，眼酸胀不适，休息后可稍有改善者，舌正脉平。

(2) 肝肾不足：视力逐渐减弱，眼睛干涩，头晕失眠，记忆力减退，或伴腰膝酸软者，舌红，脉细。

(3) 脾胃虚弱：近视，偏食，寒食不断，面色萎黄，或有虫斑，精神不振，记忆减退，舌淡脉弱，乃气血不足之象。

【取穴】

(1) 处方：眼眶周围。

(2) 配穴：久视伤血者加脾俞、足三里；肝肾不足者加肝俞、肾俞；脾胃虚弱者加脾俞、胃俞、足三里（图6-4和图6-5）。

【操作】　常规消毒后，用皮肤针沿眼眶周围由内向外转圈轻叩至皮肤发红，频率为每分钟50～60次，余穴中度叩刺3～5分钟，以局部潮红为度。隔日1次，10次为1个疗程，疗程间隔为3～5日，需要长期坚持治疗。

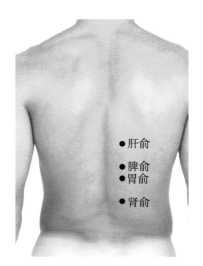

▲ 图 6-4　部分背俞穴

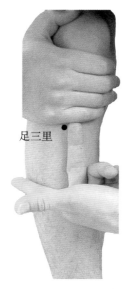

▲ 图 6-5　足三里穴

【临床报道】 典型病例：黄某，男，13 岁，2002 年 7 月初诊。自述 1 年前起因学电脑用眼疲劳而出现视力减退症状，一直未予治疗，近几个月来自觉视力下降更为明显，遂到我院眼科求治。查双眼视力均为 0.15，予消疲灵颗粒、珍视明眼药水治疗后视力无好转而转我科治疗，笔者采用透刺法联合梅花针叩刺法治疗：主穴取双侧阳白、攒竹、丝竹空、鱼腰、瞳子髎、太阳、承泣；配穴取双侧合谷、三阴交、太溪。各穴常规消毒后，取 1 寸毫针，阳白、攒竹、丝竹空均向鱼腰穴透刺；太阳穴向瞳子髎透刺，其余穴位直刺。针刺后用补法，行针得气后留针 30 分钟，每隔 10 分钟行针 1 次（承泣穴直刺进针后不再行针）。10 次为 1 个疗程，第 1 个疗程每日针刺 1 次，第 2 个疗程起每隔 1～2 天针刺 1 次。梅花针叩刺法，背部膀胱经常规消毒后，用梅花针循经轻度叩刺，直至皮肤微微发红为度，隔日 1 次。治疗 1 个疗程后视力提高至左眼 0.3、右眼 0.4，3 个疗程后视力提高为左眼 0.8、右眼 1.0，4 个疗程后双眼视力均为 1.0 而结束治疗，嘱其注意用眼卫生，随访半年视力稳定。[徐丽华 . 透刺法配合梅花针治疗近视 [J]. 河南中医，2004，24（3）：64.]

【特别提示】

(1) 注意饮食卫生，不偏食，不挑食，注意食谱的多样化，以保证身体和眼睛生长发育和维持其功能所需的各种营养。

(2) 近视的发生除少数与遗传有关外，大多数因用眼不当所致，所以应养成正确的读书、写字姿势，改掉不良习惯。不要在光线暗弱和直射的阳光下看书、写字。不要躺在床上和走路时及在摇晃的车厢内看书。

(3) 定期检查视力，发现假性近视即应治疗，如为真性近视，应配镜纠正，以防度数加深。

三、小儿弱视

【概述】 眼部无器质性病变，视力低于 0.9 又不能矫正到正常者，称为弱视。临床上根据病因可分为五类，有斜视性弱视、屈光参差性弱视、屈光不正性弱视、形觉剥夺性弱视和先天性弱视，表现为弱视眼视力减退、斜视、旁中心注视和双眼眼球震颤等，是一种较为常见的儿童性眼病。属中医学"视瞻昏渺"范畴，甚者则为"小儿青盲症"。

【临床表现】 最佳矫正视力不能达到 0.9；眼部无明显器质性病变；有光觉异常和拥挤现象；旁中心注视；对比敏感度函数曲线低下；P-VEP（图像视觉诱发电位）振幅下降，潜伏期延长。

【辨证分型】

(1) 肝肾两虚：多自幼发病，屈光度较高，视力差伴斜视，常见尿频或遗尿，早产儿或有软骨病，目干，盗汗，发枯黄，急躁心烦，偏食。正光穴有结节及压痛，$C_{1\sim2}$ 两侧及 $T_{8\sim10}$ 两侧可摸到条索，腰、骶部可摸到泡状软性物。舌质淡苔薄，脉细弱。

(2) 心肝血虚：视物模糊，眼斜，头痛，目干，怕光，性情急躁，偏食，夜寐不安，多梦，面色㿠白不华；正光穴有结节及压痛，$C_{1\sim2}$ 及 $T_{5\sim10}$ 两侧可摸到条索和压痛。苔薄光红，脉细稍弦。

(3) 脾肾虚弱：视物模糊，眼斜，病程较长，面色㿠白不华，体瘦，神倦乏力，偏食，喜甜食，有时腹胀，便溏，多有软骨病，自汗。$C_{1\sim2}$ 两侧和 $T_{5\sim12}$ 两侧有条索及压痛，正光穴有结节和压痛。舌质淡，苔薄，脉细弱或沉细。

(4) 巩固调理期：上述各型病证经治疗后，症状基本消失，或尚有一些余症，宜进一步巩固调理，以求痊愈。

【取穴】

(1) 肝肾两虚：取正光 1（位于眶上缘外 3/4 与内 1/4 交界处，即攒竹穴与鱼腰穴中点，眶上缘的下方），正光 2（位于眶上缘外 1/4 与内 3/4 交界处，即丝竹空穴与鱼腰穴中点，眶上缘的下方）、风池、百会、印堂、肝俞、肾俞、$C_{1\sim4}$ 及 $T_{8\sim10}$ 两侧及腰、骶部阳性物处（图 6-6 和图 6-8）。

(2) 心肝血虚：正光 1、正光 2、内关、风池、大椎、心俞、肝俞、$T_{5\sim10}$ 两侧阳性物处（图 6-6 至图 6-8）。

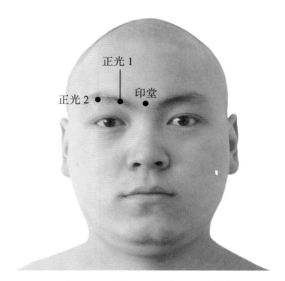

▲ 图 6-6　正光 1、正光 2、印堂穴

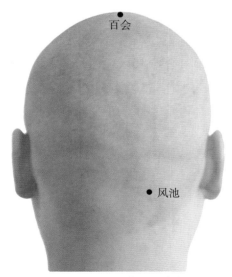

▲ 图 6-7　百会、风池穴

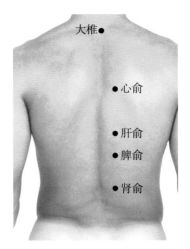

▲ 图 6-8　大椎及背俞穴

(3) 脾肾虚弱：正光 1、正光 2、风池、内关、百会、脾俞、肾俞、中脘、印堂、$C_{1\sim4}$ 和 $T_{5\sim12}$ 两侧及腰部阳性物处（图 6-6 至图 6-8）。

(4) 巩固调理期：正光 1、正光 2、风池、内关、百会或大椎、中脘、腰部两侧（图 6-6 至图 6-8）。

【操作】 患者俯卧位，常规消毒后，在穴位表面 0.5～1.5 厘米直径范围内均匀叩打 20～50 下，以皮肤潮红充血为度；在 $C_{1\sim4}$ 及 $T_{5\sim12}$ 两侧、腰椎两侧，自上而下叩打 3 条侧线各 5 遍，第一侧线距脊椎 1 厘米，第二侧线距脊椎 2 厘米，第三侧线距脊椎 3～4 厘米，再用闪火法拔罐，留罐 5～10 分钟，起罐擦净血迹即可。

【临床报道】 顾氏等采用梅花针叩刺配合耳穴贴敷治疗儿童弱视患者 45 例。

治疗方法：取活血通络液（自配）反复涂抹足太阳膀胱经颈段（指大椎穴平面以上、两风池穴平面以下、颈项正中线两侧旁开 1 寸），风池（双）、百会穴前后 1 寸、合谷（双）等穴。然后用梅花针按上述经穴顺序叩刺，手法以局部皮肤潮红、感觉微痛为度，每天治疗 1 次，连续 10 次为 1 个疗程。同时将活血增视丹（自配）用 6 毫米 ×6 毫米大小胶布贴压在选定的耳穴上，每耳贴 5 个穴位，两耳同时贴，每穴连续按压 20 次，要求每天按压 4～5 遍。耳穴分为 4 组，第一组为新眼 1、新眼 2、新眼 4、肝、眼；第二组为新眼 1、新眼 2、枕、目 2、后眼 1；第三组为新眼 1、新眼 2、肾、目 1、明亮；第四组为新眼 1、新眼 2、新眼 3、额、后眼。其中新眼 1、新眼 2 为主穴，每次必用。每组耳穴上的药丹连续贴 5 天自行取下，休息 2 天，再按上述分组顺序轮换贴敷。

治疗结果：所有病例治疗前后均采用国际标准视力表站立 5 米距离按统一要求规范操作、正确记录、每天测量一次裸眼视力。治疗效果按照 1996 年 4 月中华眼科学会全国儿童弱视斜视防治学组工作会议通过的弱视治疗疗效评价标准拟定。经过 3 年随访，视力仍保持正常为痊愈；矫正视力提高至 0.9 或以上为基本痊愈；视力提高 2 行或 2 行以上为进步；视力退步、不变或提高仅 1 行为无效。治疗观察的 45 例共 75 只弱视眼，有 8 只眼痊愈，46 只眼基本痊愈，18 只眼进步，3 只眼无效。总有效率 96%。［顾书国，程红锋，顾郑慧，等 . 梅花针叩刺配合耳穴贴敷治疗儿童弱视 45 例 [J]. 中国民间疗法，2005，13（10）：45–46.］

【特别提示】

(1) 不要在光线过强或过弱的环境下看书写字，一次连续看书或写字时间不要超过半小时；培养良好正确的看书写字姿势，眼与书本之间保持 30°～40°；连续看电视时间不宜超过半小时。

(2) 督促幼儿坚持戴眼镜，提高其依从性，同时根据小孩的兴趣进行穿珠、穿针、描图、绘画等精细作业训练。

(3) 弱视的疗效与治疗年龄有密切关系。早发现，早治疗，效果较好。

四、视神经萎缩

【概述】　视神经萎缩，是指各种病因引起视神经纤维退行性病变，导致视觉功能障碍的疾病。属中医学"青盲""暴盲""视瞻昏渺"等范畴。

【临床表现】 视力减退，视野缩小，甚则完全失明。轻者视力减退，属视瞻昏渺，重则失明，一般分为突起暴盲和渐致暴盲。

【辨证分型】

(1) 肝气郁滞：视物模糊，易怒胁痛，情志抑郁，喜叹息，口苦，舌淡红，苔薄白，脉弦。

(2) 肝血亏虚：目视不明，双目干涩，面色不华，失眠心悸，头晕神疲，舌淡苔白，脉细弱。

(3) 心脾两虚：视物昏蒙，失眠多梦，四肢乏力，纳少便溏，舌淡胖，边有齿痕，脉濡缓。

【取穴】

(1) 处方：眼眶周围、太阳、翳明、光明、阿是穴。

(2) 配穴：肝气郁滞者加肝俞、胆俞；肝血亏虚者加肝俞、脾俞；心脾两虚者加心俞、脾俞（图 6-9 至图 6-11）。

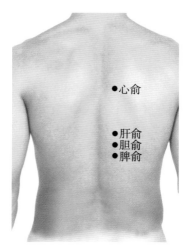

▲ 图 6-9　部分背俞穴

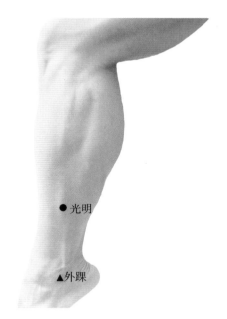

▲ 图 6-10　光明穴

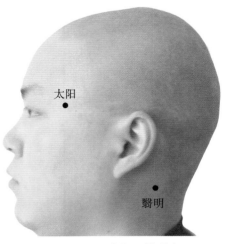

▲ 图 6-11　太阳、翳明穴

【操作】 常规消毒后，用皮肤针沿着眼周穴位皮区反复均匀密叩至皮肤发红，余穴轻度叩刺 20～30 下，以局部潮红为度。2～3 日 1 次，10 次为 1 个疗程。

【特别提示】

(1) 在精神上给予同情、安慰，生活上给予无微不至的关怀和照顾，解除患者的焦虑情绪和自卑心理，鼓励患者树立战胜疾病的信心和勇气。

(2) 继发性视神经萎缩要查明病因，积极治疗原发病。

五、过敏性鼻炎

【概述】 过敏性鼻炎，又称变态反应性鼻炎，是机体对某些反应原敏感性增高，而呈现以鼻黏膜水肿，黏膜腺体增加为主的Ⅰ型超敏反应。占全部鼻病的 40%。它包括常年性变态反应性鼻炎和季节性变态反应性鼻炎。季节性变态反应性鼻炎又称花粉性鼻炎。常年性变态反应性鼻炎又分为过敏性和血管舒缩性鼻炎。以突然和反复发作的鼻痒、喷嚏、流清涕和鼻塞为特征。属中医学"鼻鼽"范畴。

【临床表现】

(1) 鼻痒和连续喷嚏：每天常有数次阵发性发作，随后鼻塞和流涕，尤以晨起和夜晚明显。鼻痒见于多数患者，有时鼻外、软腭、面部和外耳道等处发痒，季节性鼻炎以眼痒较为明显。

(2) 大量清水样鼻涕：急性反应趋向减弱或消失时，清水样鼻涕可减少或变稠厚，若继发感染可变成脓样分泌物。

(3) 鼻塞：程度轻重不一，单侧或双侧，间歇性或持续性，亦可为交替性。

(4) 嗅觉障碍：如果由于黏膜水肿、鼻塞而引起者，多为暂时性。因黏膜持久水肿导致嗅神经萎缩而引起者，多为持久性。

【辨证分型】

(1) 肺气虚弱：肺气不足，腠理疏松，卫外不固，风寒乘虚而入，肺气不得通降，津液停聚，阻塞鼻窍而致鼻鼽。

(2) 脾肾气虚：先天禀赋不足，或后天失养，脾肾亏虚，精微不得上输于肺，肺气不足，肃降失职，津液积聚，停于鼻窍而发鼻鼽。

【取穴】

(1) 处方：迎香、风池、上星。

(2) 配穴：肺气虚弱者加肺俞、气海；脾肾气虚者加脾俞、肾俞、足三里（图 6-12 至图 6-16）。

【操作】 常规消毒后，以轻度叩刺为宜，至皮肤潮红为度。隔日 1 次，10 次为 1 个疗程。

【临床报道】 李氏采用梅花针配合中药贴敷治疗过敏性鼻炎患者 206 例，中药组 70 例，贴敷组 52 例。

治疗方法：消鼽膏由白芥子、延胡索、丹参、细辛、甘遂、丁香、洋金花、肉桂、麻黄、川椒、鹅不食草等药物加工而成。治疗组每年三伏（初伏、中伏、末伏）天为治疗时间，以大椎、肺俞、膏肓俞为主穴，根据辨证及兼症选取配穴。伴有心悸，下肢浮肿，有瘀象者，加心俞穴；伴有脾虚者加脾俞穴；伴有腰痛，双下肢酸软无力肾虚者，加肾俞穴；喘息较重者加膻中、定喘穴；痰多者加脾俞穴及丰隆穴。每 10 天贴治 1 次，3 次为 1 个疗程，每年 1 个疗程。梅花针应用戊二醛浸泡 20 小时，再用蒸馏水冲洗两遍，放在蒸馏水中浸泡备用，梅花针消毒备用。患者取坐位，常规消毒后，用梅花针叩刺穴位至点状出血，然后取消鼽膏 3 克左右，放在 2 厘米 × 2 厘米消毒纱布上，贴于穴位，用胶布固定，一般可于 24 小时后取下。中药组自拟鼻炎合剂，即黄芪 12 克，白术 12 克，防风、苍耳子、诃子肉、辛夷各 10 克，地龙、五味子、炙甘草各 5 克。加水 400 毫升，浸泡 30 分钟，煮沸 10 分钟，取出 200 毫升，加水 300 毫升，煮沸 15 分钟，取出 200 毫升，两煎合用，每日 1 剂，每日 2 次，4 周为 1 个疗程，1 个疗程后观察疗效。贴敷组治疗方法同治疗组消鼽膏贴敷的方法。

治疗效果：中药组有效率为 72.85%，贴敷组有效率为 82.69%，治疗组有效率为 96.11%。[李晓梅 . 梅花针配合中药贴敷治疗过敏性鼻炎

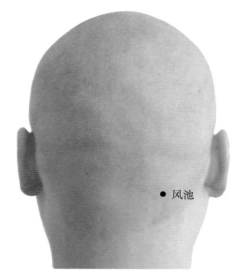

▲ 图 6-12 风池穴

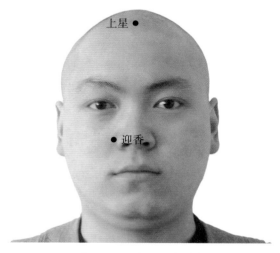

▲ 图 6-13 上星、迎香穴

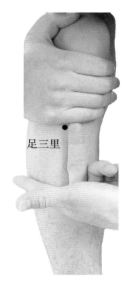

▲ 图 6-14　足三里穴

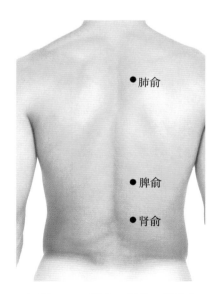

▲ 图 6-15　肺俞、脾俞、肾俞穴

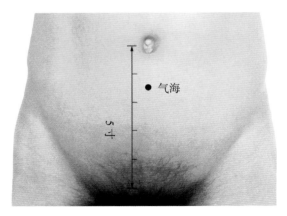

气海

5寸

▲ 图 6-16　气海穴

临床研究 [J]. 辽宁中医杂志，2005，32（5）：457-458.］

【特别提示】

(1) 患者应查明致敏原，尽量避免和减少接触致敏物质。

(2) 避免过食生冷、油腻、鱼虾等腥荤之物。

(3) 加强劳动保护及个人防护，避免或减少尘埃、花粉等刺激。

(4) 避风寒，加强锻炼，增强体质。

六、鼻窦炎

【概述】　上颌窦、筛窦、额窦和蝶窦的黏膜发炎统称为鼻窦炎。鼻窦炎是一种常见病，可分为急性和慢性两类，急性化脓性鼻窦炎多继发于急性鼻炎，以鼻塞、多脓涕、头痛为主要特征；慢性化脓性鼻窦炎常继发于急性化脓性鼻窦炎，以多脓涕为主要表现，可伴有轻重不一的鼻塞、头痛及嗅觉障碍。本病属中医学"鼻渊"范畴。

【临床表现】　急性鼻窦炎患者常在感冒后出现鼻堵塞，脓性鼻涕增多，嗅觉减退和头痛。慢性鼻窦炎患者鼻部症状似急性鼻窦炎，但无全身症状，病程长，可以有头痛，也可以没有头痛。鼻腔检查见中鼻道或嗅裂处有脓性分泌物，中鼻甲及中鼻道黏膜增厚或息肉样变。

【辨证分型】

(1) 风热犯肺：多涕黏稠，色黄或白，鼻塞，不闻香臭，发热恶寒，头疼咳嗽，舌质红，苔白或微黄，脉浮数。

(2) 胆经郁热：涕多黄稠而味臭，鼻塞，嗅觉减退，胸胁胀满，口苦咽干，目眩耳鸣，急躁易怒，舌红，苔黄，脉弦或弦数。

(3) 脾虚湿盛：鼻塞，多黏涕，嗅觉减退，身倦乏力，胃脘胀满，纳食不香，大便溏薄，舌质淡胖，苔薄白，脉濡缓。

【取穴】

(1) 处方：迎香、印堂、合谷。

(2) 配穴：风热犯肺者加风池、尺泽、曲池、大椎；胆经郁热者加阳陵泉、侠溪；脾虚湿盛者加阴陵泉、丰隆、足三里（图 6-17 至图 6-22）。

【操作】 常规消毒后，实证施以中度刺激，虚证施以轻度刺激，以皮肤潮红为度。隔日 1 次，10 次为 1 个疗程。

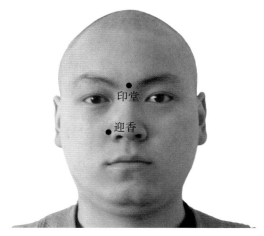

▲ 图 6-17　印堂、迎香穴

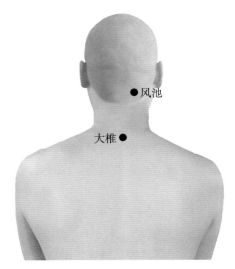

▲ 图 6-18　风池、大椎穴

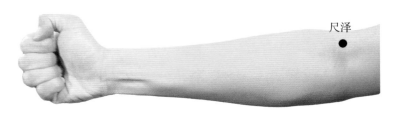

▲ 图 6-19　尺泽穴

【特别提示】

(1) 积极预防感冒，在上呼吸道感染期应及时治疗，若治疗不彻底，常可诱发慢性鼻炎及慢性鼻窦炎。

(2) 注意擤鼻方法，不可强行擤鼻，预防毒邪入耳引发耳病。

(3) 居住室内应保持空气新鲜，冬季气温变化不应太大，注意休息，坚持治疗。可多做低头、侧头动作，以利鼻窦内脓涕排出。清洁鼻腔，去除积留的脓涕，保持鼻腔通畅。

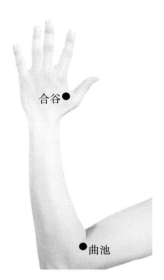

▲ 图 6-20　合谷、曲池穴

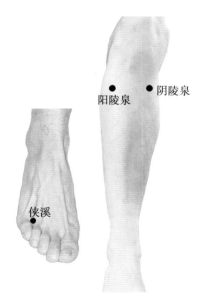

▲ 图 6-21　侠溪、阴陵泉、阳陵泉穴

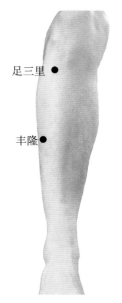

▲ 图 6-22　足三里、丰隆穴

(4) 禁食辛辣、肥腻等刺激性食品，戒除烟酒。

(5) 注意劳动防护，工作环境粉尘多者，应戴口罩。

七、咽喉肿痛

【概述】　咽喉肿痛是口咽和喉咽部病变的主要症状，以咽喉部红肿疼痛、吞咽不适为特征，多见于西医学急性扁桃体炎、急性咽炎和单纯性喉炎、扁桃体周围脓肿等。本病属中医学"喉痹""乳蛾"范畴。

【临床表现】　咽喉一侧或两侧红肿疼痛，发音困难，吞咽不利，多伴有发热恶寒、头痛、咳嗽、脉浮数等，多为急性喉痹，或咽喉微红肿、干痛，或干痒不适，或微痛而有烧灼感，或咽中似有异物梗塞，多为慢性喉痹，而且病程长，易反复发作。若复感外邪，又可引起急性发作。

【辨证分型】

(1) 外感风热：咽喉红肿疼痛，吞咽困难，咳嗽，伴有寒热头痛，脉浮数。

(2) 肺胃实热：咽喉肿痛，咽干，口渴，便秘，尿黄，舌红，苔黄，脉洪大。

(3) 肾阴不足：咽喉稍肿，色暗红，疼痛较轻，或吞咽时觉痛楚，微有热象，入夜则见症较重。

【取穴】

(1) 外感风热：少商、合谷、尺泽、外关、风池（图 6-23 和图 6-24、图 6-26）。

(2) 肺胃热盛：少商、合谷、尺泽、内庭、鱼际（图 6-24 和图 6-25）。

(3) 肾阴不足：太溪、照海、鱼际（图 6-24 和图 6-25）。

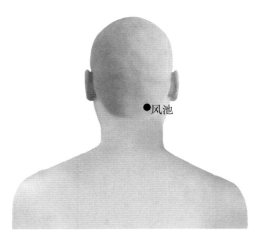

●风池

▲ 图 6-23　风池穴

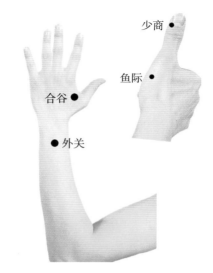

▲ 图 6-24　合谷、外关、少商、鱼际穴

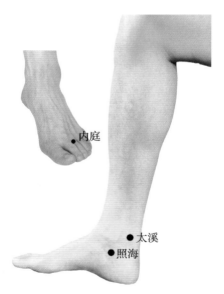

▲ 图 6-25　内庭、太溪、照海穴

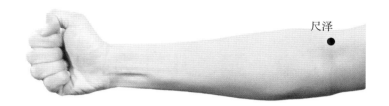

▲ 图 6-26 尺泽穴

【操作】 常规消毒后，实证施以中度刺激，虚证施以轻度刺激，以皮肤微微渗血为度。其中少商用三棱针点刺放血 3～5 滴。每天 1 次，5 次为 1 个疗程。

【特别提示】

(1) 禁止吸烟、饮酒及进食酸辣等刺激性食物。

(2) 注意休息，不要过度疲劳，以免虚火上炎。

第7章 妇、儿、男科疾病

一、乳少症

【概述】 产妇分娩后2~3天开始分泌乳汁，若产后没有乳汁分泌，或分泌量过少，或在产褥期、哺乳期乳汁正行之际，因某种原因使乳汁分泌减少或全无，不够喂养婴儿者，统称"缺乳"，属中医学"缺乳"和"乳汁不行"范畴。

【临床表现】 健康产妇在产后第2日就有几十毫升乳汁分泌，第1周每日可泌乳250~300毫升，以后逐渐增加。部分可表现为在产后开始哺乳时即感觉乳房不胀，乳汁稀少，以后稍多但不够；有的表现为开始哺乳即全无乳汁；有的表现为新产后哺乳正常，因突然高热或七情所伤，乳汁骤减，不足以喂养婴儿。产后缺乳多发生于产后第2、3日至半个月内，也可发生于整个哺育期。临床以新产后缺乳最常见。由于导致缺乳的原因不同，患者还可能兼有肠胃功能异常、营养不良，或兼有情志抑郁、情绪焦躁等表现。

【辨证分型】

(1) 气血虚弱：产后乳汁分泌不足，甚至点滴不下，或哺乳期乳汁日见减少，乳房无胀痛感，面色苍白，皮肤干燥，心悸，神疲，食少，便溏，舌淡苔少，脉虚细。

(2) 肝郁气滞：产后乳汁不行，乳房胀满而痛，精神抑郁，胸闷胁痛，胃脘胀满，食欲减退，舌淡红，脉弦。

【取穴】

(1) 处方：膻中、乳根、少泽。

(2) 配穴：气血虚弱者加脾俞、胃俞、足三里；肝郁气滞者加肝俞、太冲、阳陵泉（图 7-1 至图 7-5）。

【操作】 穴位常规消毒，一般多用轻刺激或中等刺激，在乳房周围做放射状叩刺，乳晕部做环行叩刺；余穴反复叩刺 5～10 遍，以局部皮肤潮红为度。每日 1 次，5 次为 1 个疗程。

【特别提示】

(1) 皮肤针治疗，同时配合饮食疗法，可给予高蛋白流质食物，如猪蹄汤、鲫鱼汤等。

(2) 产妇应掌握正确的哺乳方法，养成按时哺乳的习惯。

(3) 母子暂时分开不能哺乳时，乳房胀后应排出乳汁，以免自行回乳造成乳少。

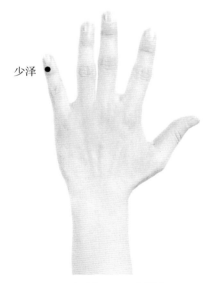

少泽

▲ 图 7-1 少泽穴

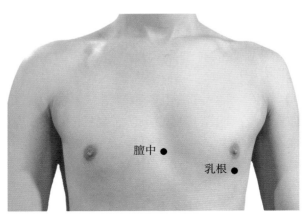

▲ 图 7-2 膻中、乳根穴

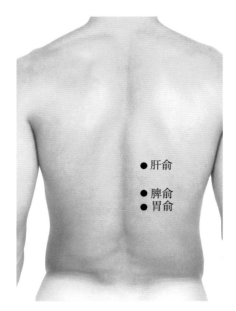

▲ 图 7-3 肝俞、脾俞、胃俞穴

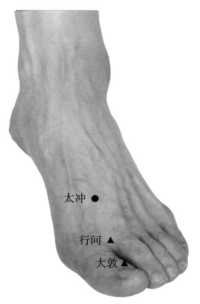

▲ 图 7-4 太冲穴

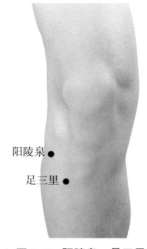

▲ 图 7-5 阳陵泉、足三里穴

二、痛经

【概述】 妇女每逢经期或行经前后，少腹部疼痛，甚至剧痛难忍者，称为痛经。多见于青年妇女。可见于子宫发育不良，过度前倾和后倾，子宫颈管狭窄，子宫内膜异位，盆腔炎等疾病。属中医学"经行腹痛"范畴。

【临床表现】 来潮数小时前已感到疼痛，月经开始时疼痛逐渐加剧或迅速加剧，呈阵发性下腹部绞痛、胀痛、坠痛，并放射到腰骶部、股内侧及阴道、肛门，一般疼痛可持续数小时或 1～2 日，以后疼痛逐渐减轻，甚至消失。腹痛剧烈时，可伴有脸色苍白，出冷汗，手足发凉，甚至昏厥，虚脱等症状。一般在初潮后数月多见。有的患者伴有胃肠道症状，如恶心、呕吐、腹泻及肠胀气或肠痉挛等，一般可持续数小时，1～2 日后症状逐渐减轻或消失。

【辨证分型】

(1) 气滞血瘀：小腹胀痛，经行不畅，量少，色紫暗有块，血块排出后腹痛减轻，胸胁乳房肿胀，舌边尖紫，或舌边有瘀点，脉沉弦。

(2) 寒湿凝滞：少腹冷痛，痛连腰脊，得热则缓，经行量少，色暗有块，苔白腻，脉沉紧。

(3) 气血不足：小腹疼痛，痛势绵绵，喜暖喜按，经色淡而量少，质清稀，甚者见形寒怕冷，面色苍白，心悸，头晕等，脉细无力。

【取穴】

(1) 处方：中极、次髎、地机、三阴交。

(2) 配穴：气滞血瘀者加太冲、期门、血海；寒湿凝滞者加关元、归来；气血不足者加气海、足三里（图 7-6 至图 7-10）。

【操作】 常规消毒后，用皮肤针在穴位上以腕力弹刺，每分钟叩刺 70～90 次，以局部潮红为度。疼痛剧烈时可用皮肤针重叩强刺激，发作前或疼痛较轻或体弱患者，施以中等强度刺激，边叩刺边询问腹痛情况，并注意观察患者形色以防晕针。可配合艾灸 30 分钟。经前 3 天开始治疗，每日 1 次，治疗 3 个月。

【临床报道】　典型病例：张某，女，38 岁，中学教师，初诊日期为 1998 年 4 月 6 日。痛经 10 年，加重 1 年。十年前因紧张、过于劳累，每遇月经来潮前 1 周开始小腹疼痛，以后日益加重，发展至每次月经来潮必须服止痛片或注射盐酸哌替啶才得缓解。曾做妇科检查示子宫附件无器质性病变。来诊时小腹疼痛，得温则减，月经量少不畅，夹有紫色血块，平素怕冷喜暖，腰酸无力。面部鼻梁两侧褐色斑点满布，舌质淡紫苔薄白，脉细弦。

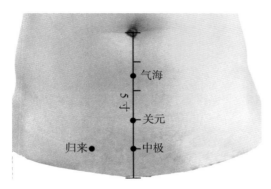

▲ 图 7-6　气海、关元、归来穴

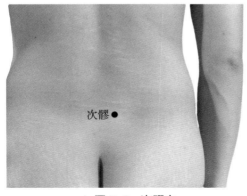

▲ 图 7-7　次髎穴

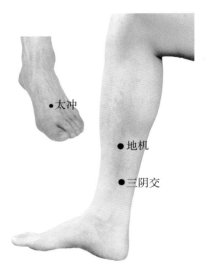

▲ 图 7-8　太冲、地机、三阴交穴

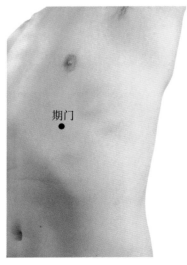

▲ 图 7-9　期门穴

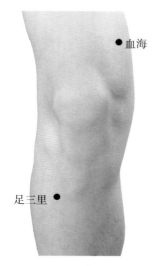

▲ 图 7-10 血海、足三里穴

治疗取膀胱俞与次髎之间的局部区域。消毒局部皮肤，用梅花针以腕力叩打双侧腰骶部膀胱俞与次髎之间，以隐性出血，量逐渐增多至布满局部皮肤为度，然后用玻璃火罐叩拔出血区域，留罐 15～20 分钟。每次月经来潮前 1 周治疗，每日 1 次，7 次为 1 个疗程。1 个疗程后，当月经至时，疼痛明显减轻，无须用药。4 个疗程后经行再无腹痛发生，随访 3 年无复发。［车建丽 . "祛瘀生新"法在针灸临床的应用 [J]. 上海中医药杂志，2004，38（7）：47-48.］

【特别提示】

(1) 应查明痛经病因是原发还是继发，如为继发性痛经，应积极治疗原发疾病。

(2) 避免精神过度紧张，不要在行经期间及产褥期过食生冷食物或涉水受寒。

(3) 治疗时机最好在痛经发生前 1 周开始。经治疗后，月经来潮仍疼痛者，可继续治疗；不疼痛者，可暂停治疗。

三、闭经

【概述】 女子年过 18 岁，月经尚未初潮；或已行经建立月经周期之后，又停闭月经 3 个月以上者，称为"闭经"。前者为原发性闭经，后者为继发性闭经。妊娠期、哺乳期暂时性停经，绝经期断经，以及某些少女月经初潮后一段时间内出现的停经现象，均属正常生理范围，不能算作"闭经"。中医学称"经闭"。

【临床表现】 闭经伴有或不伴有全身症状，如胸胁胀满，腰腹疼痛，脘闷多痰或疲倦乏力，饮食不佳，带下量少、烦躁等。

【辨证分型】

(1) 血枯经闭：经期延后，经量逐渐减少以至闭止，日久则面色萎黄，精神不振，头晕目眩，食少，便溏，皮肤干燥，舌淡苔白，脉缓弱者为气血虚弱；如见头晕耳鸣，腰膝酸软，口干咽燥，五心烦热，潮热盗汗，舌淡苔少，脉弦细，为精血不足。

(2) 血滞经闭：月经数月不行，少腹胀痛，拒按，或少腹有癥块，胸胁胀满，舌边紫暗，或有瘀点，脉沉紫。

【取穴】

(1) 气血虚弱：气海、脾俞、胃俞、足三里、三阴交、归来。

(2) 精血不足：肾俞、脾俞、胃俞、足三里、三阴交、归来。

(3) 血滞经闭：肝俞、期门、膈俞、中极、三阴交、归来、关元（图 7-11 至图 7-15）。

【操作】 每次选取 3～5 个穴位，常规消毒后，实证以中度叩刺为宜，虚证以轻度叩刺为宜，每穴叩打 20～30 下，以局部潮红为度。关元、气海穴在叩刺后可配合艾灸 10 分钟。隔日 1 次，10 次为 1 个疗程。

【特别提示】

(1) 经闭首先应与早期妊娠鉴别。

(2) 加强营养，可多食肉类、禽蛋类、牛奶及新鲜蔬菜，不食辛辣刺激食品。肥胖患者应限制饮食及食盐。

(3) 经期要注意保暖，尤以腰部以下为要，两足不受寒，不涉冷水，

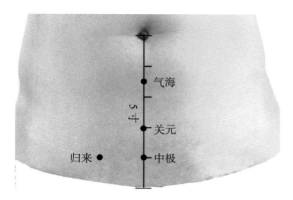

▲ 图 7-11　气海、关元、中极、归来穴

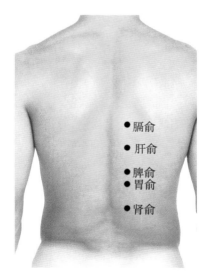

▲ 图 7-12　部分背俞穴

并禁食生冷瓜果。经期身体抵抗力较弱，应避免重体力劳动，注意劳逸适度，协调冲任气血。经期不要服用寒凉药。

(4) 保证睡眠，多参加户外活动，锻炼身体，增强体质。

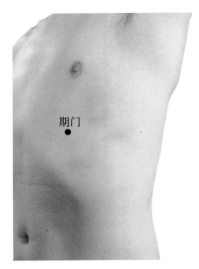

▲ 图 7-13　期门穴

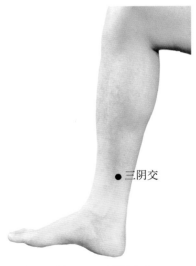

▲ 图 7-14　三阴交穴

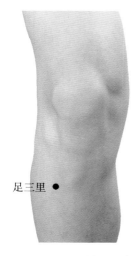

足三里 ●

▲ 图 7-15 足三里穴

(5) 皮肤针对功能失调所致的继发性闭经疗效较好，对于慢性消耗性疾病引起的继发性闭经疗效较差。先天性子宫、卵巢发育不全，阴道闭锁及生殖器肿瘤等器质性闭经者，皮肤针多无效。因此临床治疗闭经时要进行必要的检查，明确发病原因，以采取相应的措施。

四、产后尿潴留

【概述】

产后 6～8 小时膀胱有尿而不能自行排出者，称为产后尿潴留，是产科常见并发症之一，常影响子宫收缩，导致阴道出血量增多，给产妇增加痛苦，也是造成产后泌尿系统感染的重要因素。中医学称之为"产后小便不利"。

【临床表现】 产后尿闭，无尿意或小便不畅，小腹胀急疼痛，小腹膨隆，压之疼痛而小便不出，苔薄，脉细弱。

【辨证分型】

(1) 肺脾气虚：产后小便不通，小腹胀急疼痛，神倦乏力，少气懒言，语音低微，面色少华，苔薄，舌淡，脉沉细。

(2) 肾气虚弱：产后小便不通，小腹胀满疼痛，腰膝酸软，面色晦暗，精神疲倦，苔薄白，脉沉细。

(3) 肝郁气滞：产后小便不通，小腹稍膨隆，胀急疼痛，精神抑郁，胁肋胀痛，烦闷不安，苔薄白，脉弦。

(4) 瘀热互结：新产后不久，小便短涩，淋沥疼痛，尿道灼热，尿色黄赤或浑浊，小腹胀急疼痛，心烦口干，舌红或有瘀点，苔薄黄，脉数。

【取穴】

(1) 处方：中极、三阴交。

(2) 配穴：肺脾气虚者加肺俞、脾俞；肾气虚弱者加肾俞、关元；肝郁气滞者加肝俞、合谷、太冲（图 7-16 至图 7-19）。

【操作】 常规消毒后，用皮肤针在所选穴位处轻轻叩刺，反复叩刺10～15 遍，以局部皮肤潮红为度。同时配合艾灸，中极、三阴交每穴施灸 10 分钟。隔日 1 次，10 次为 1 个疗程。

【特别提示】

(1) 皮肤针叩刺后配合艾灸疗效更佳。

(2) 产后 2 小时内应督促和鼓励产妇按时排尿，避免因膀胱过度充盈而引起尿潴留。

(3) 尽量减少不必要的阴道检查和反复导尿，以防外阴、尿道水肿及泌尿系统感染。

五、功能性子宫出血

【概述】 功能性子宫出血，是指由于调节生殖的神经内分泌机制失常引起的子宫异常出血，而无器质性病变者，简称"功血"。功血可分为无排卵型和排卵型两大类。中医学称之为"崩漏"，下血如注者称为"崩"，下血淋漓者称为"漏"。本病多发生于青春期和绝经期的妇女。

【**临床表现**】　凡表现为阴道异常出血，排除内外生殖器官的器质性因素，以及妊娠、流产、炎症、激素使用不当和全身性因素导致的出血之外，由于生殖内分泌功能调节紊乱引起的异常子宫出血，如月经周期紊乱，经期长短不一，经量多少不等，甚至短时间大量出血而导致严重的继发性贫血；或先出现短期停经，继而大量出血难止；或月经期提前而周期缩短，排卵后经前期点滴出血。部分患者表现为经期延长，月经过多，月经频发等。临床上应注意与早期妊娠出血、子宫肿瘤、慢性盆腔炎及其他内分泌腺的功能紊乱性疾病相鉴别。

【**辨证分型**】

(1) 肾虚：血崩不止，或淋漓不尽，经血淡红、质稀，畏寒肢冷，大便溏薄，舌淡苔白，脉沉细为阳虚。或见经血鲜红、黏稠，头晕耳鸣，潮热盗汗，腰膝酸软，舌红少苔，脉细数为阴虚。

(2) 脾虚：下血甚多，或淋漓不断，血色淡红质稀，倦怠嗜卧，少寐多梦，纳差便溏，舌淡胖，苔薄白，脉细缓。

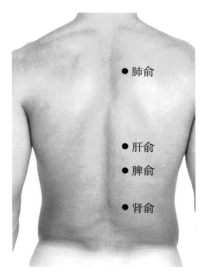

▲ 图 7-16　部分背俞穴

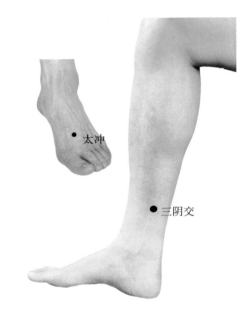

▲ 图 7-17　太冲、三阴交穴

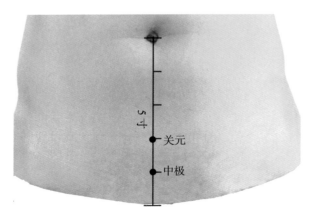

▲ 图 7-18　关元、中极穴

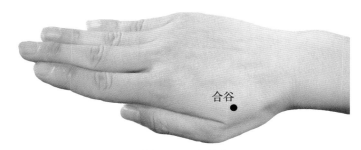

▲ 图 7-19　合谷穴

(3) 血热：崩漏下血，血色紫红质稠，血味腥臭，心烦易怒，胸闷胁痛，口苦咽干，便秘尿黄，舌红苔黄，脉弦数。

(4) 血瘀：经血非时而下，量多或少，淋漓不止，血色紫暗，夹有血块，或小腹疼痛拒按，舌质暗，或有瘀点、瘀斑，苔白，脉涩或弦。

【取穴】

(1) 处方：隐白、大敦。

(2) 配穴：肾阳虚者加肾俞、命门；肾阴虚者加太溪、照海；脾虚者加脾俞、足三里；血热者加行间、地机；血瘀者加血海、三阴交（图 7-20 至图 7-22 ）。

【操作】　常规消毒后，施以中度刺激，每穴反复叩刺 20～30 遍，以皮肤微微渗血为度。急性大出血者，手法较重，每日 1 次；少量出血，淋漓不尽者，手法较轻，隔日 1 次。同时配合悬灸隐白穴 10～15 分钟。

【特别提示】

(1) 出血时应多卧床休息，避免过度疲劳和剧烈运动；加强营养，纠正贫血；注意调节情绪。

(2) 绝经期妇女若反复多次出血，应进行相应的妇科检查，查明病因。

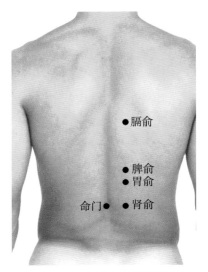

▲ 图 7-20　命门穴及部分背俞穴

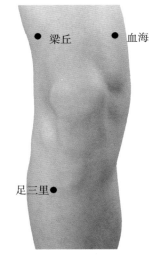

▲ 图 7-21　血海、足三里穴

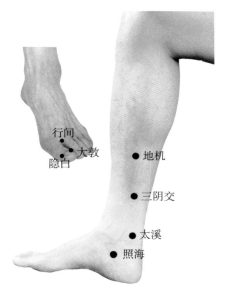

▲ 图 7-22　下肢部部分腧穴

六、慢性盆腔炎

【概述】　慢性盆腔炎，是指女性内生殖器及其周围结缔组织、盆腔腹膜的慢性炎症，是妇科常见疾病，发病率高，易反复发作。本病属中医学"腹痛""腰痛""月经病""带下病"范畴。

【临床表现】

(1) 全身症状多不明显，有时可有低热，易感疲劳。病程时间较长，部分患者可有神经衰弱症状。

(2) 慢性炎症形成的瘢痕粘连及盆腔充血，可引起下腹部坠胀、疼痛及腰骶部酸痛，常在劳累、性交、月经前后加剧。

(3) 由于盆腔瘀血，患者可有月经增多，卵巢功能损害可有月经失调，输卵管粘连阻塞时可致不孕。

【辨证分型】

(1) 湿热瘀结：临床症状常见低热或无热，腰酸腹痛，行经或劳累时加重，月经先期或经期延长，经血量多或淋漓不净，带下赤白或色黄秽臭，胸闷纳差，口干心烦，多梦易醒，舌质红，苔薄黄腻，脉弦数。

(2) 血瘀气滞：腹痛拒按，经期加重，腰酸腿软，腹部可触及包块，白带量多色黄赤，舌质紫暗或边尖有瘀点，脉沉弦或沉涩。

(3) 寒湿凝滞：小腹胀痛，腰骶酸痛，行经或劳累时更甚，小腹及四肢有冷感，月经后期量少色暗有血块或经闭不行，白带清稀量多，舌质淡、苔白腻，脉沉缓。

【取穴】

(1) 湿热瘀结：中极、曲骨、血海、阴陵泉、行间、阿是穴。

(2) 血瘀气滞：中极、膈俞、合谷、太冲、三阴交、阿是穴。

(3) 寒湿凝滞：水道、命门、关元、阴陵泉、阿是穴（图7-23至图7-27）。

【操作】 常规消毒后，采用中度叩刺法，每穴叩刺20遍左右，以局部微出血为度，再用闪火法拔罐5~10分钟，起罐擦干血迹即可。腹部穴位可配合艾灸15~20分钟。隔日1次，10次为1个疗程。

【特别提示】

(1) 注意个人卫生及经期卫生，预防慢性感染；月经期、产褥期不可同房，平时性生活也要注意卫生。

(2) 适当增加营养，多进食山药、银杏、新鲜蔬菜等，现代医学认为，维生素的摄入，特别是维生素B_1的摄入，对慢性盆腔炎患者大有裨益。

七、更年期综合征

【概述】 更年期综合征，是指妇女在绝经期前后，出现烘热面赤，继之汗出，烦躁易怒，精神倦怠，头晕耳鸣，心悸健忘等与绝经有关的症状。更年期综合征属于中医学"绝经前后诸症"。

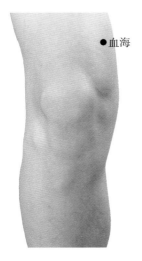

▲ 图 7-23　血海穴

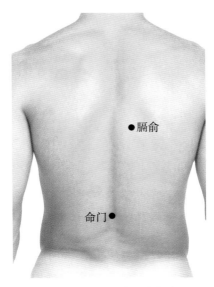

▲ 图 7-24　膈俞、命门穴

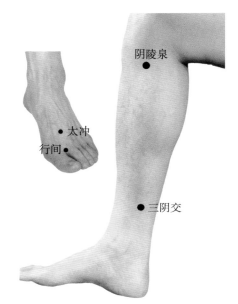

▲ 图 7-25　太冲、行间、阴陵泉、三阴交穴

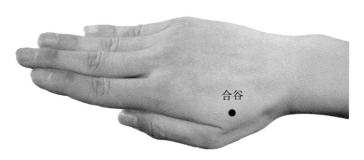

▲ 图 7-26　合谷穴

【临床表现】 眩晕耳鸣，腰膝酸软，背痛，潮热汗出，情绪烦躁，易怒，心悸，失眠多梦，水肿，食欲不振，精神倦怠，口干唇燥，月经异常。

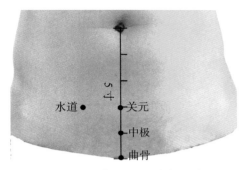

▲ 图 7-27　水道、关元、中极、曲骨穴

【辨证分型】

(1) 肾阴虚证：绝经前后，月经紊乱，月经提前量少或量多，或崩或漏，经色鲜红；头目眩晕，耳鸣，头部面颊阵发性烘热，汗出，五心烦热，腰膝酸疼，足跟疼痛，或皮肤干燥、瘙痒，口干便结，尿少色黄；舌红少苔，脉细数。

(2) 肾阳虚证：经断前后，经行量多，经色淡暗，或崩中漏下；精神萎靡，面色晦暗，腰背冷痛，小便清长，夜尿频数，或面浮肢肿；舌淡，或胖嫩边有齿印，苔薄白，脉沉细弱。

(3) 肾阴阳俱虚证：经断前后，月经紊乱，量少或多；乍寒乍热，烘热汗出，头晕耳鸣，健忘，腰背冷痛；舌淡，苔薄，脉沉弱。

【取穴】

(1) 处方：肝俞、肾俞、太冲、足三里、三阴交、华佗夹脊穴。

(2) 配穴：肾阴虚者加太溪、照海；肾阳虚者加命门、腰阳关；肾阴阳俱虚者加太溪、照海、命门、腰阳关（图 7-28 至图 7-31）。

【操作】　常规消毒后，用皮肤针施以轻度叩刺，每个穴位叩打 20～30 遍，以局部皮肤潮红为度。隔日 1 次，10 次为 1 个疗程。

【临床报道】　李氏等采用梅花针治疗妇女更年期失眠患者 50 例，对照组采用药物内服法 50 例。

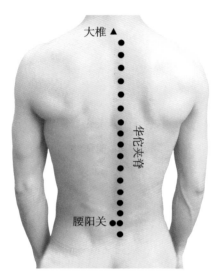

▲ 图 7-28　华佗夹脊穴、腰阳关穴

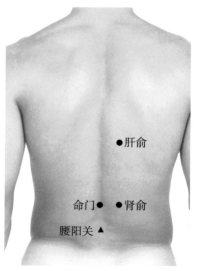

▲ 图 7-29　肝俞、肾俞、命门穴

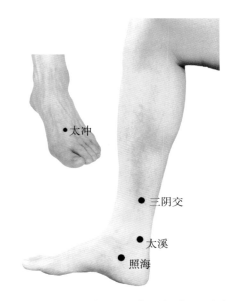

▲ 图 7-30　太冲、三阴交、太溪、照海穴

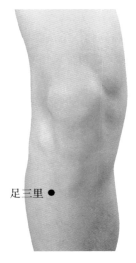

▲ 图 7-31　足三里穴

治疗方法：梅花针组采用长柄梅花针，针柄长 30 厘米，针头由 7 支针尖圆钝的不锈钢针捆扎成束状，固定在针柄尖端。运用腕力弹刺，中等力度，以皮肤充血为度，频率每分钟 80～100 次。在穴位表面 0.5～1.5 厘米直径范围内均匀叩打 40 下；叩打头部时患者取坐位，正中线及左右旁开 1.5 寸各一条线，颞部以耳郭为中心呈放射状叩打 4 条线，每条线往返叩打 3～5 次；然后患者取俯卧位，脊柱两侧自上而下叩打 3 条线，第 1 侧线距脊柱 1 厘米，第 2 侧线距脊柱 2 厘米，第 3 侧线距脊柱 3～4 厘米，每行各叩 3～5 次；患者取仰卧位，上腹部自上而下叩打 3～5 条线；小腿内侧叩打 3 条线。每位患者均重点叩打肾俞、腰骶部、脐周。再根据辨证取相应穴位，阴虚火旺者加百会、心俞、三阴交、太溪；心脾两虚者加心俞、脾俞、中脘、足三里；肝郁化火者加肝俞、胆俞、百会、风池、太冲；心虚胆怯者加心俞、胆俞、阳纲、魂门、神门。对照组服用谷维素 20 毫克，每日 3 次；维生素 B_1 20 毫克，每日 3 次。阴虚火旺者加朱砂安神丸 6 克，每日 2 次；心脾两虚者加归脾丸 6 克，每日 2 次；肝郁化火者加龙胆泻肝丸 6 克，每日 2 次；心虚胆怯者加磁朱丸 6 克，每日 2 次。

治疗结果：治愈为入睡顺利，每夜睡眠 6 小时以上，伴随症状消失。好转为入睡所需时间缩短，每夜睡眠增加，但不足 6 小时，伴随症状减轻。无效为睡眠及伴随症状均无改善。梅花针组 50 例，治愈 36 例，有效 48 例。对照组 50 例，治愈 13 例，有效 41 例。[李晓清，李乃荣. 梅花针治疗妇女更年期失眠 50 例 [J]. 上海针灸杂志，2000，19（4）：27.]

【特别提示】

(1) 患者要保持良好的精神状态，尽量避免不良精神刺激。

(2) 进行适当的健身活动和体育锻炼，如太极拳、气功、集体舞、散步、慢跑等，改善机体血液循环。

(3) 注意控制饮食，避免体重过度增加。但要加强营养，食用含蛋白质和维生素高的饮食，少食盐和刺激性食物。

(4) 注意阴部清洁，预防感染。定期进行妇科检查，注意月经变化。

八、小儿腹泻

【概述】　小儿腹泻，是指以大便次数增多，便下稀薄，或水样便为特征的儿科常见疾病，四季皆可发生，夏秋两季多见。本病多与饮食、感染及免疫等因素有关。属中医学"伤食泻""暴泻""久泻""泄泻"等范畴。

【临床表现】　根据腹泻之轻重可分为轻型（单纯性消化不良）和重型（中毒性消化不良）。轻型患者主要表现为大便次数增多，每日数次至十余次，大便呈黄绿色、稀糊状或蛋花汤样，或混有少量黏液及奶块。体温正常或偶有低热，精神尚好，食欲正常或略减，无明显脱水症状。重型患者腹泻频繁，多数起病急重或由轻型逐渐加重而成。大便常呈水样或蛋花汤状，量多，有腥臭味，每日 10 次以上。常伴呕吐，不规则发热或高热，有中度以上脱水及代谢性酸中毒，体重很快下降，明显消瘦。若不及时治疗，逐渐出现脱水和酸中毒症状，重则昏迷、惊厥。

【辨证分型】

(1) 食滞肠胃：腹痛肠鸣，时时作痛，痛即欲泻，泻后痛缓；一日可泻多次，泻物酸腐臭秽，或完谷不化，频频嗳气，不思饮食，舌苔腻，脉滑而实者。

(2) 湿热泻：泻下稀薄，色黄而臭，腹部疼痛，身热口渴，肛门灼热，小便短赤，舌苔黄腻，脉滑数。

(3) 寒湿泻：泄泻清稀，甚至如水样，肠鸣食少，或伴有恶寒发热，鼻塞头痛，苔薄白或白腻，脉濡缓。

(4) 脾胃虚弱：大便时溏时泻，水谷不化，稍进油腻之物，则大便次数增多，饮食减少，面色萎黄，舌淡苔白，脉细弱。

【取穴】

(1) 处方：天枢、上巨虚、足三里。

(2) 配穴：食滞肠胃者加中脘、承满；湿热泻者加大都、阴陵泉；寒湿泻者加阴陵泉、脾俞；脾胃虚弱者加脾俞、胃俞（图 7-32 和图 7-33）。

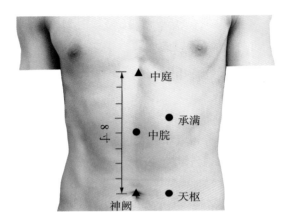

▲ 图 7-32　中脘、承满、天枢穴

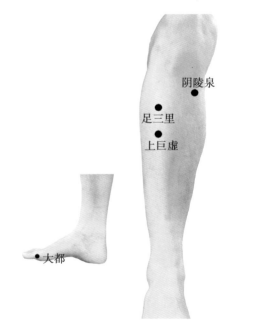

▲ 图 7-33　大都、足三里、阴陵泉、上巨虚穴

【操作】　常规消毒后，用梅花针在穴位上轻轻叩打，直至局部皮肤微微发红。每日 1 次，一般 2～3 日可痊愈。

【临床报道】　王氏采用梅花针穴位轻叩刺治疗小儿腹泻 86 例。

治疗方法：取中脘、天枢、足三里、上巨虚、阴陵泉、关元，配穴为曲池、内关。诸穴除中脘、关元外，均取双侧。常规消毒后，用梅花针在穴位上轻叩 1～3 下，使穴位皮肤微红，无发热、恶心呕吐者，只取主穴；伴发热者加叩曲池，伴恶心呕吐者加叩内关。每日 1 次，5 次为 1 个疗程，1 个疗程后统计疗效。治疗期间，除有脱水症状者给予静脉补液外，停用其他一切药物，进食低脂易消化食物，适当节食。

治疗结果：治愈为大便性状正常，大便每日＜ 2 次，镜检无红细胞、白细胞，无脓球，无脂肪球，发热、呕吐等伴随症状消失；有效为大便性状基本正常，大便次数较治疗前减少一半以上，镜检无红细胞、白细胞，无脓球，发热、呕吐等症状消失；无效为大便性状、次数、镜检及发热呕吐等症状无明显改善。本组经治疗治愈 73 例，有效 10 例，无效 3 例，总有效率 96%。治愈病例中，经叩刺 3 次（含 3 次）以下治愈者 45 例，3 次以上治愈者 28 例。[王英杰 . 梅花针穴位轻叩刺治疗小儿腹泻 86 例 [J]. 中国民间疗法，2000，8（12）：24–25.]

【特别提示】

(1) 泄泻严重者，易导致阴阳俱伤，气脱阴竭的重证，应予以注意。

(2) 可配合小儿推拿疗法。

(3) 治疗时应控制饮食，或给少量容易消化的食物。

(4) 小儿房间要经常开窗通风，必要时室内进行空气消毒，小儿要经常到户外活动，照看人和小儿要做到饭前便后肥皂洗手。

九、小儿遗尿

【概述】　遗尿，俗称"尿床"，指 5 岁以上儿童，夜间睡眠时不能自主控制而排尿于床上，患者多无任何泌尿系统或神经系统疾病。凡 5 岁以上儿童持续尿床或已停止尿床一段时间又重复出现，即为遗尿症。

而 5 岁以下儿童的尿床是由于高级中枢神经发育不全，尚不能抑制脊髓排尿中枢所致，属于生理现象。

【临床表现】 小儿遗尿主要表现为夜间不能自主控制的排尿，膀胱一次排空，不同于滴沥。常发生于上半夜熟睡中，患儿多数睡眠过沉，不易被唤醒。绝大多数患儿除遗尿以外，并无其他不适。小便常规检查无异常。

【辨证分型】

(1) 肾阳亏虚：梦中遗尿，小便清长而频数，面白发枯，神倦乏力，肢冷畏寒，熟睡不易唤醒，遗尿后不自知，脉细尺弱，舌淡苔薄白。

(2) 脾肾两虚：每晚遗尿，如睡前饮汤水或吃瓜果则遗尿必作，腹胀纳呆，便溏尿白，面色㿠白，神疲乏力，脉细弱，苔薄白。

【取穴】

(1) 处方：中极、膀胱俞、次髎、三阴交。

(2) 配穴：肾阳亏虚者加肾俞、命门、关元；脾肾两虚者加脾俞、肾俞（图 7-34 至图 7-37）。

【操作】 常规消毒后，用梅花针在穴位上轻轻叩打，每穴叩打 15～30 下，以局部皮肤潮红为度。可配合艾灸 20～30 分钟。隔日 1 次，10 次为 1 个疗程。

【临床报道】 刘氏采用梅花针治疗小儿遗尿患者 60 例。

治疗方法：主穴取百会、三阴交、关元、膀胱俞、中极。肾气虚弱者重点叩刺腰骶部条索状阳性反应区或压痛点、肾俞、太溪；脾肾两虚者叩刺 $T_{5\sim12}$ 两侧、腰骶部条索状阳性反应区或压痛点、气海、脾俞、足三里。主穴每次取两穴，交替使用。医者在需叩刺的腧穴部轻轻揉按，并向四周呈放射状推按，然后皮肤常规消毒，选用橄榄式梅花针叩刺。一般采用轻刺激或中等刺激，在胸椎、腰椎、骶椎阳性反应区采用较重刺激，每日 1 次，10 次为 1 个疗程。每疗程间隔 3～4 天，共治 2 个疗程。

治疗结果：以《中医病证诊断疗效标准》为疗效评定依据，治愈

44 例，占 73.3%；显效 12 例，占 20.0%；无效 4 例，占 6.7%；总有效率达 93.3%。

典型病例：张某，女，14 岁，学生。1997 年 12 月 5 日初诊。患者自幼遗尿至今，每晚 1 次，偶见 3 天 1 次，凡疲劳、睡前饮水过多，当晚即次数增多，且不自知，曾服多剂中药汤剂、缩泉丸及针灸等治疗均未奏效。刻诊：面色㿠白不华，嗳气，尿常规正常，在 $T_{5~12}$ 两侧触及条索状阳性反应区及压痛点，舌苔薄白，脉细弱。诊为遗尿。证属脾肾两虚，拟补肾健脾固摄为治。取腰骶部、$T_{5~12}$ 两侧条索状阳性反应区及压痛点、关元、足三里、百会，以梅花针叩刺，辅以按摩手法治疗。经治 8 次，遗尿已止。续治 15 次，遗尿仍未再现，遂继续巩固治疗 1 个疗程，无不适而停诊。随访观察 1 年，疗效巩固，睡前饮用汤水亦无遗尿。[刘兵 . 梅花针治疗小儿遗尿 60 例 [J]. 江苏中医药，2002，23（4）：31.]

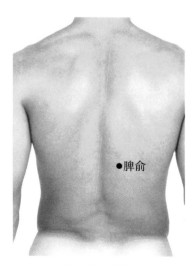

▲ 图 7-34　脾俞穴

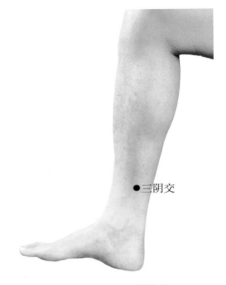

▲ 图 7-35　三阴交穴

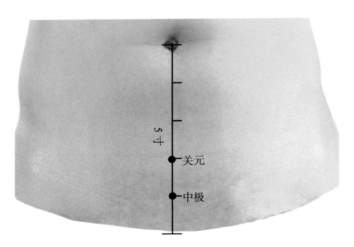

▲ 图 7-36　关元、中极穴

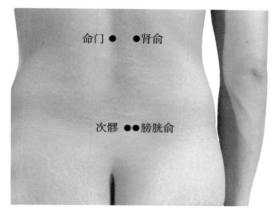

▲ 图 7-37　命门、肾俞、次髎、膀胱俞穴

【特别提示】

(1) 应解除患儿心理负担和紧张情绪，树立信心，消除自卑、怕羞心理。避免精神刺激，严禁斥责体罚。其次应培养良好习惯，纠正贪玩，避免过度疲劳；晚间限制进水量，少进流质饮食；睡前排空小便，侧卧睡，在其经常尿床的钟点前唤醒起床小便。

(2) 本病有一定的复发率，特别当阴冷天，或患儿过于疲劳，白天过于兴奋，或感受风寒后，一般复发后再治疗仍然能够获效。

十、小儿多动症

【概述】　小儿多动症，是一种儿童行为障碍综合征，又称为脑功能轻微障碍综合征，以注意力不集中、活动过多、智力正常或基本正常为主要临床特征，可伴有学习困难、动作不协调或性格异常等。一般归属中医学"烦躁""健忘"等范畴。

【临床表现】

(1) 注意障碍：患儿注意力难以集中，干事情总是半途而废，即使是做游戏也不例外。

(2) 活动过多：患儿往往从小活动量就偏大，有的甚至在胎儿期就特别好动。

(3) 感知觉障碍：表现为视运动障碍、空间位置知觉障碍、左右辨别不能，经常反穿鞋子，听觉综合困难及视 – 听转换困难等。

(4) 情绪和行为障碍：多动症患儿情绪不稳，极易冲动，对自己欲望的克制力很薄弱。

(5) 社会适应不良：患儿常表现为个性倔强，不愿受别人制约或排斥小伙伴，所以很难与其他同龄儿童相处，不得不常找比自己年龄小的儿童游戏。

(6) 学习困难：虽然多动症儿童的智力大多正常或接近正常，但学习成绩却普遍很差。

【辨证分型】

(1) 肝肾阴虚，肝阳上亢：症见神志不宁，多动多语，急躁易怒，行为冲动，精神不专，难以自控，易惊少寐，心神不宁，兴趣多变，五心烦热，形体消瘦，面颊发红，指甲毛发欠光泽，唇舌干红，苔少，脉弦细数。

(2) 心阴亏虚，热扰心神：症见心神不宁，神思涣散，烦躁多动，心急心烦，口干渴饮，虚烦不眠，舌红少津，脉细数。

(3) 心脾两虚，心神失养：症见神志不宁，多动不安，注意力不集中，思维失敏，多语不亢，神疲乏力，食少纳差或腹胀，面黄消瘦，夜寐多梦，爪甲唇淡，舌淡苔少或苔白，脉细弱或脉濡缓。

(4) 湿热内蕴，痰火扰心：症见心神不宁，急躁多动，难以静坐，言多语亢，性急心烦，健忘不寐，唇红口臭，胸闷纳呆，便干溲赤，舌红，苔黄厚腻，脉滑数。

(5) 肝气郁结，肝失疏泄：症见情志不畅，心神烦乱，多动少静，易激动激惹，注意力不集中，健忘，纳差，便溏，苔白，脉弦。

【取穴】

(1) 处方：夹脊穴、百会、四神聪。

(2) 配穴：肝肾阴虚，肝阳上亢者加肝俞、肾俞、太溪；心阴亏虚，热扰心神者加心俞、神门；心脾两虚，心神失养者加心俞、脾俞、足三里、三阴交；湿热内蕴，痰火扰心者加阴陵泉、丰隆、行间、心俞；肝气郁结，肝失疏泄者加肝俞、期门、太冲（图 7-38 至图 7-44）。

【操作】皮肤常规消毒后，用皮肤针轻叩夹脊穴 10～15 遍，轻叩百会、四神聪 5 分钟，均以微出血为度。配穴实证施以中度叩刺，虚证施以轻度叩刺，至皮肤潮红为度。隔日 1 次，10 次为 1 个疗程。

【临床报道】 李氏等采用针灸及梅花针叩刺疗法治疗小儿多动症 380 例，对照组中药内服 212 例。

治疗方法：治疗组肝肾不足证取四神聪、率谷、脑户、神庭、内关、三阴交、太溪。手法用捻转补法，留针 20 分钟。用梅花针循经络走向，叩打背部督脉、膀胱经 6 次，并重点叩打肝俞、肾俞穴。肝郁气滞证取四神聪、率谷、脑户、神庭、劳宫、太冲。手法用捻转泻法，留针 20 分钟。用梅花针逆经络走向，叩打双上肢心包经及手指尖。两者均配合王不留行耳穴贴压，取神门、心、肝、胆、肾、脑、皮质下、交感。针刺及梅花针叩打为隔日 1 次，耳穴贴压每周 1 次，3 个月后统计疗效。对照组采用中药内服的治疗方法。肝肾不足证用杞菊地黄汤加减，肝郁气滞证用一贯煎加减。每日 1 剂，连服 3 个月后统计疗效。

治疗结果：针灸组总有效率为 84.47%；中药组总有效率为 78.77%。[李红 . 张家维教授针灸治疗小儿多动症 380 例临床研究 [J]. 上海针灸杂志，2004，23（8）：23-25.]

【特别提示】

(1) 注意合理营养，使孩子养成良好的饮食习惯，不偏食，不挑食，保证充足的睡眠。

(2) 帮助患儿树立治病的信心，使其发挥主观能动性，加强自制力。

(3) 家长和老师要多体谅、关心此类儿童，对其微小的进步及时予以表扬、鼓励，切忌粗暴、歧视，否则会伤害儿童自尊心，造成精神

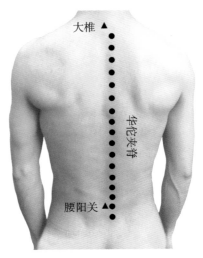

▲ 图 7-38　夹脊穴

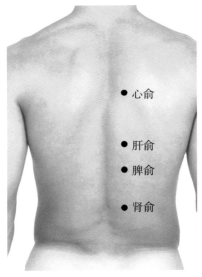

▲ 图 7-39　部分背俞穴

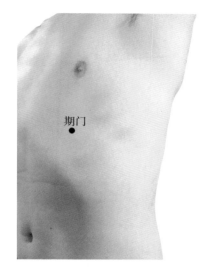

▲ 图 7-40 期门穴

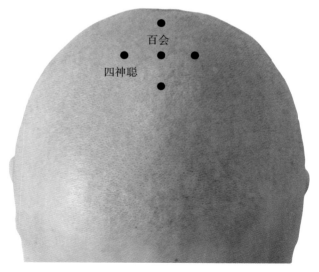

▲ 图 7-41 百会、四神聪穴

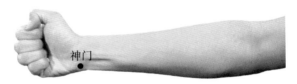

▲ 图 7-42　神门穴

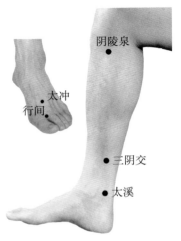

▲ 图 7-43　下肢部部分腧穴

创伤，使其产生敌对情绪。也不要过分迁就、纵容其任性；在治疗过程中，要密切观察患儿的反应，及时调整药物用量或决定停药、换药，注意坚持治疗，不要让孩子擅自终止治疗和用药。

十一、前列腺炎

【概述】　前列腺炎是中年男性最常见的疾病之一，发病年龄 15—55 岁，可分为急性前列腺炎、慢性前列腺炎。急性前列腺炎多由尿道上行感染引起；慢性前列腺炎可分为细菌性前列腺炎、非细菌性前列腺炎、前列腺痛三种，多为前列腺炎感染所致慢性非特异性炎症。属中医学"淋浊""遗精"范畴。

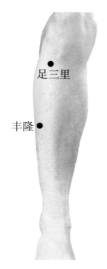

▲ 图 7-44　足三里、丰隆穴

【临床表现】 急慢性前列腺炎均有尿频、尿急、尿痛等症。其中急性前列腺炎起病突然，伴高热，寒战，尿频，尿急，尿痛，下腹坠胀痛，可发生排尿困难，甚则出现尿潴留。

慢性前列腺炎患者常有反复尿路感染及急性前列腺炎等病史，主要表现为尿频，尿痛，余沥不净感，疼痛常放射至阴茎头或会阴部，便后或尿后有白色分泌物自尿道口排出，常有睾丸精索、腰骶部疼痛，性功能障碍，精神抑郁等症状。

【辨证分型】

(1) 湿热壅滞：小便频急，尿道热痛，尿末或努挣大便时有白浊从尿道滴出，少腹、腰骶、会阴、睾丸胀痛不适，口干苦而黏，舌苔黄腻，脉弦滑而数。

(2) 阴虚火动：腰膝酸软，头晕眼花，夜眠遗精，火旺则阳事易兴，不仅小便末、大便时有白浊滴出，甚至欲念萌动时亦常自行溢出，或有血精，舌质红，苔少，脉弦细数。

(3) 肾虚阳衰：腰膝酸冷，阳痿早泄，遗精，神疲乏力，四肢末端凉，稍劳即有精浊溢出，舌质淡胖，苔薄白，脉沉弱。

(4) 气血瘀滞：病程日久，气血瘀滞，少腹、腰骶、睾丸、会阴坠胀隐痛，或见血尿、血精，舌质紫暗或见瘀斑，脉多沉涩。

【取穴】

(1) 处方：中极、膀胱俞、三阴交。

(2) 配穴：湿热壅滞者加阴陵泉、行间；阴虚火动者加太溪、照海；肾虚阳衰者加肾俞、命门、关元（图 7-45 至图 7-47）。

【操作】 常规消毒后，实证施以中度叩刺，虚证施以轻度叩刺，每穴叩刺 20～30 分钟，至皮肤潮红为度。肾虚阳衰者可配合艾灸 20～30 分钟。隔日 1 次，10 次为 1 个疗程。

【特别提示】

(1) 治疗期间注意合理饮食，保证营养；忌过食辛辣、肥甘厚腻之品。避免酗酒，多饮水，促进排尿。

(2) 治疗期间，急性前列腺炎患者不做前列腺按摩，禁用尿道器械检查，以防止感染扩散，若出现急性尿潴留，应结合西医疗法予以导尿。

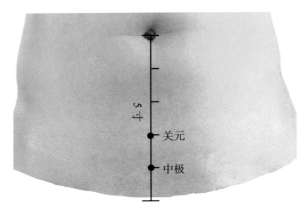

▲ 图 7-45　关元、中极穴

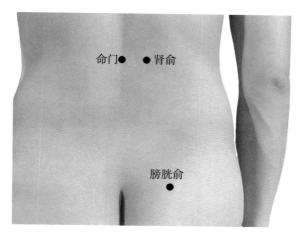

▲ 图 7-46　命门、肾俞、膀胱俞穴

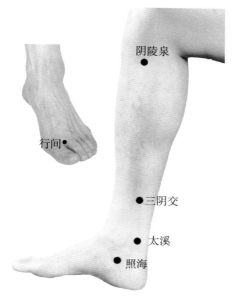

▲ 图 7-47　下肢部部分腧穴

十二、遗精

【**概述**】 遗精指非因性生活而精液遗泄的病证，青壮年人偶有遗精者，无须治疗，若遗精频繁量多，且伴有头晕、心悸、乏力、腰酸等症时，则属病理现象。其中有梦而遗称"梦遗"，无梦而遗称"滑精"，现代医学中性神经衰弱、前列腺炎、精囊炎、睾丸炎等疾病可引起遗精，可参照本病辨治。

【**临床表现**】 患者频繁遗精，或梦遗，或滑精，每周2次以上，伴有头晕、心悸、乏力、腰酸等症。其中梦遗变现为梦境纷纷，阳事易举，遗精频频或兼早泄耳鸣，心烦少寐，腰酸，舌质偏红，脉细数。滑精变现为无梦而遗，滑泄频频，或兼阳痿，盗汗气短，腰部酸冷，舌淡苔白，脉细或细数。

【**辨证分型**】

(1) 心肾不交：素体肝肾阴虚，或房劳纵欲，耗伤肾阴，肾水不能上济于心，心火妄动，扰动精室而发遗精。

(2) 肾失封藏：禀赋不足，久病伤肾，肾气虚损，精宫不固而致遗精。

(3) 湿热下注：感受湿热，或久居湿地，或脾虚湿困，湿蕴化热，以致湿热流注下焦，扰动精室遂致遗精。

【**取穴**】

(1) 处方：肾俞、志室、中极、膀胱俞、三阴交。

(2) 配穴：心肾不交者加心俞、肝俞、太溪；肾失封藏者加命门、关元；湿热下注者加阴陵泉、行间（图7-48至图7-51）。

【**操作**】 常规消毒后，实证施以中度叩刺，虚证施以轻度叩刺，每个穴位叩刺20下左右，至皮肤潮红为度。肾失封藏者可加艾灸30分钟。隔日1次，10次为1个疗程。

【**特别提示**】

(1) 若刺后配艾灸关元穴，效果尤佳。

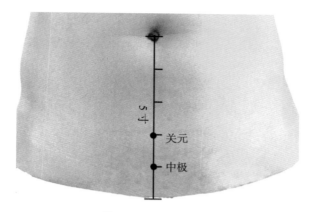

▲ 图 7-48　关元、中极穴

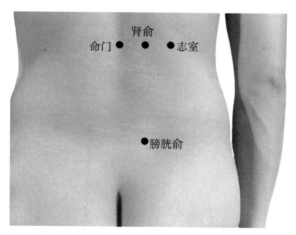

▲ 图 7-49　肾俞、命门、志室、膀胱俞穴

(2) 遗精多属功能性，因此在治疗的同时要对患者进行解释和鼓动，消除其恐惧心理和有关异性的杂念，注意精神及日常起居的调摄，节制性生活，戒除手淫，多参加体育锻炼。对病程长、疗效差的患者，则应排除器质性病变，治疗原发病。

(3) 注意生殖器的清洁和卫生，包皮过长应早日手术。内衣、衬裤要勤洗，勤晒，勤更换。睡眠时尽量侧卧以减少阴茎被刺激和压迫的机会。

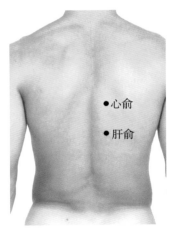

▲ 图 7-50　心俞、肝俞穴

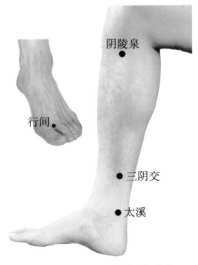

▲ 图 7-51　下肢部部分腧穴